Burn-out maternel
L'éviter et s'en remettre

Guide pratique de naturopathie

Charlotte Ingelbach

Burn-out maternel
L'éviter et s'en remettre

Guide pratique de naturopathie

Collection Naturopathe et Maman

© 2022, Charlotte Ingelbach

Édition : BoD – Books on Demand, info@bod.fr
Impression : BoD – Books on Demand, In de Tarpen 42,
Norderstedt (Allemagne)
Impression à la demande
N° ISBN : 978-2-3224-3465-7

Dépôt légal : Décembre 2022

À mes enfants,
qui m'ont appris à devenir maman
et que j'aime du plus profond de mon cœur.

Sómmaire

Introduction

Un matin, Marie se réveilla, à 6h, l'heure à laquelle sa fille d'1 an l'appelle par de grands cris depuis maintenant plusieurs semaines. Ses yeux piquent. Elle a du mal à soulever ses paupières. Ses yeux n'obéissent plus. Sa fille crie de nouveau. D'un bon elle saute de son lit, son cœur bat la chamade, elle doit faire vite si elle ne veut pas que toute la maisonnée se réveille. Un œil s'ouvre par intermittence puis petit à petit ses deux yeux s'habituent à rester ouverts. « Tu dois faire dodo, c'est encore la nuit ma chérie » dit-elle d'une voix douce, malgré la fatigue accumulée et la tension latente. Marie aime sa fille de tout son cœur, tout comme son fils aîné. Mais la petite Zoé pleure sans s'arrêter « mamannnnnnnn, mamannnnnnnnn, mamannnnnnnnn » sans interruption. La tension monte en elle. Elle, son mari et ses enfants ont encore besoin de sommeil. Marie prend une grande inspiration et lui redit « allez ma chérie, rallonge-toi je m'allonge à côté de toi ». A peine allongée, sur le matelas à côté du petit lit à barreaux, Marie se rendort en un instant... et sa fille aussi. Quand trente minutes plus tard son fils, de 5 ans se réveille et vient lui secouer gentiment l'épaule « maman » appelle-il en chuchotant, « je peux me lever ? ».

Le titre est clair et dévoile une détresse venant de nombreux parents murés dans le silence. Si leur cri pouvait sortir, voici ce qu'il dirait :

« Je ne dois pas craquer et je dois aimer ma vie car je l'ai choisi, et au fond elle me plaît. Je suis simplement épuisée(e). Je ne vois pas comment récupérer. J'en arrive à ne plus supporter mes enfants, leurs cris, leurs pleurs, leurs demandes incessantes, et il m'est de plus en plus difficile de jouer avec eux. Tout cela me rend profondément triste et me fait me sentir coupable. »

Ce livre s'adresse plus particulièrement aux mamans car il semble qu'il y a davantage de burn-out maternel que paternel. Mais tous les conseils sont transposables aux papas et je pense bien sûr aussi à eux.

Cette thématique d'épuisement ou « burn-out » des parents est un sujet délicat. Les auteurs s'étant intéressés à ce sujet dépeignent souvent des caricatures ou des situations extrêmes. Ils s'occupent de ceux qui ont déjà perdu pied. Mais ils oublient très souvent, et probablement sans le vouloir, bons nombres de mères et de pères sur le chemin de l'épuisement mais résistants encore.

Par ailleurs lorsqu'on vit un épuisement parental, on ne fait pas forcément tout de suite de recherche sur le sujet et on ne met pas de mot sur ce que l'on est en train de vivre.

Mon objectif par ce livre, est de faire connaître et faire comprendre ce que peut être l'épuisement parental au sens large, dès les premiers signes.

Je souhaite aider celles et ceux qui sentent qu'ils vivent un burn-out parental, mais aussi celles et ceux qui ne pensent pas encore en être là mais que le thème vient interpeller.

Ce livre à vocation d'être global, holistique. Je suis maman, naturopathe, danseuse. Je connais le milieu de l'entreprise, des institutions, comme celui des indépendants, avec leurs difficultés et leurs questionnements. Ceci m'aide à comprendre ce que beaucoup vivent dans leur milieu professionnel.

Passionnée par l'humain, je suis dans un état d'esprit de recherche au quotidien pour aider les hommes et les femmes à vivre heureux, apaisés, épanouis, vivre avec leurs émotions, trouver les moyens naturels qui correspondent à chacun, …

Avant de commencer l'écriture de ce livre, j'ai effectué des recherches sur le thème et les ai rapprochés d'exemples issus de mon expérience, de mon entourage et de mes patients, afin d'avoir une approche la plus large possible.

Ce sujet commence à émerger mais il reste encore assez tabou et source de honte au sein des familles : parlons-en, sans jugement et sans restriction.

Prenez un feutre fluo, cornez des pages : appropriez-vous ce livre. Il ne se veut pas exhaustif mais un outil pratique pour vous aider au plus vite.

CHAPITRE 1

Qu'est-ce que le
burn-out parental ?
Comment se traduit-il ?

Origine de l'expression

On entend beaucoup parler de burn-out depuis des années. Ce terme est très utilisé dans le cadre professionnel et très peu dans le cadre familial, au point d'en perdre quasiment son sens. Voyons plus en détail de quoi nous parlons, concrètement.

Il semble que le terme de « burn-out parental » ait été utilisé pour la première fois dans les années 1980. Un livre et une étude étaient sortis sur le sujet (Édith Lanstrom puis Pelsma). Peu d'études ont suivi et il a fallu ensuite attendre 2007 pour que de nouvelles recherches aient lieu (Lindhal-Norberg). En 2020 et depuis, quelques études complémentaires, articles et livres ont éclairé davantage ce sujet. Malgré cela, la fatigue maternelle est perçue comme normale et le degré élevé de fatigue est difficilement détecté. Au final l'épuisement maternel reste tabou dans la plupart des familles.

D'origine anglaise, le verbe « to burn out » signifie littéralement « se consumer ». D'où son utilisation en français pour exprimer l'idée qu'un individu se consume de l'intérieur : idée de saturation et d'épuisement.

Définition

Voici mes définitions préférées. Pour commencer voici celle du Larousse : « Le syndrome d'épuisement professionnel caractérisé par une fatigue physique et psychique intense, générée par des sentiments d'impuissance et de désespoir. »

Et voici la définition générale proposée par l'association France burn-out : le « burnout » est un processus autant qu'un état, conduisant à un effondrement physique, intellectuel et émotionnel provoqué par une modification majeure et durable du rythme de vie professionnel. Concernant le burn-out parental nous enlevons uniquement le dernier mot « professionnel ».

Symptômes

Couramment les <u>premiers signes</u> sont une fatigue physique très intense, un manque d'énergie dès le matin au réveil, associée à une fatigue psychologique. Elle se traduit souvent par de la lassitude, un abandon d'espoir (« je fais ce que je peux pour faire tout ce que je suis censée faire »), sentiment d'impuissance, de subir sans parvenir à agir pour rendre la situation plus vivable. Au total, cela se résume par un mode de fonctionnement de type « survie ».

Si nous nous basons sur les études scientifiques, voici ce qu'il en ressort.

3 symptômes sont faciles à reconnaître (Raes, Mikolajczak et Isabelle Roskam, Dr en Sciences Psychologiques, 2017) :

- l'**épuisement physique**, manque d'énergie, manque de sommeil, sensation de saturation.

- la **distanciation émotionnelle**, suite à un épuisement psychique en lien direct avec la responsabilité du rôle de parents.

- la **perte de plaisir**.

Concrètement dans la pratique, on remarque souvent des symptômes variés. Voici les plus fréquents :
- détresse
- souffrance
- frustration
- culpabilité
- honte
- sentiment de persécution
- voit la vie en noir
- sentiment de solitude

- difficulté à se projeter dans l'avenir, à faire des projets
- manque d'énergie
- manque de volonté, incapable de se mettre en action
- perte d'estime de soi
- dévalorisation
- peur du regard des autres
- peur de devenir violent
- peur de ne pas tenir le coup et un jour de ne pas pouvoir se lever
- peur de faire n'importe quoi, due aux difficultés de concentration et de mémorisation
- peur de devenir fou
- ne sait plus qui elle est, ne se reconnaît plus
- sensation d'échec ou un sentiment de ne pas être à la hauteur de la tâche, et qui provoque un sentiment de honte ou de culpabilité, qui peut entraîner un blocage de la parole et l'absence de demande d'aide.

Processus

Quel est le processus qui conduit à cet épuisement ? Voici un exemple. Les différents états et émotions s'enchaînent sans qu'on les analyse forcément.

Processus d'épuisement parental

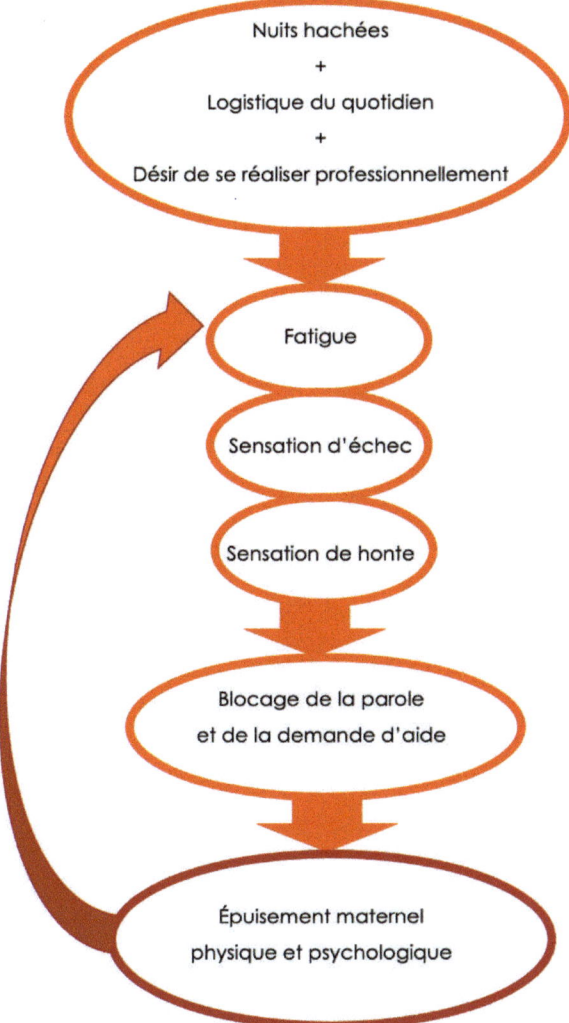

Nuits hachées
+
Logistique du quotidien
+
Désir de se réaliser professionnellement

Fatigue

Sensation d'échec

Sensation de honte

Blocage de la parole
et de la demande d'aide

Épuisement maternel
physique et psychologique

Schéma Charlotte Ingelbach

Certains auteurs parlent même de dépression. Prenez ce terme avec des pincettes et ne fuyez pas. Ce terme fait peur. Ne vous en faites pas. Vous n'êtes pas forcément en dépression. Il existe plusieurs degrés d'épuisement maternel et paternel. Le monde n'est pas tout blanc ou tout noir. Il en est de même : nous rencontrons toutes les nuances de gris pour représenter chaque degré d'épuisement avec ses spécificités propres.

Questions à se poser :
Comment va votre moral sur une échelle de 1 à 10 ? (10 étant un très bon moral)

....

....

À quel degré de tristesse vous situez-vous sur cette même échelle ?

....

....

Dans tous les cas, que vous en soyez à 5 ou à 1, il est possible de changer les choses. Croyez en vous, vous allez agir ! Ne serait-ce que faire évoluer vos pensées-réflexes. Même si cela vous semble insignifiant, vous verrez, petit à petit vous allez vous sentir de mieux en mieux.

Physiologiquement parlant, que se passe-t-il ?

« Sous l'effet d'une surproduction de cortisol, le corps est en état d'alerte car les poumons, le cœur et le cerveau ont des activités intensifiées. » (Association France burn-out en relais de l'Institut Max Planck à Munich).

Cortisol ? Vous avez dit cortisol, c'est quoi ce truc-là ?

Stress : lien entre hormones et fuite

Cortisol
Adrénaline
Noradrénaline

Glucose
Pression artérielle
Oxygène

Schéma Charlotte Ingelbach

On en entend de plus en plus parler. Le cortisol est une hormone sécrétée par nos glandes surrénales, 2 petites glandes situées juste au-dessus de nos reins, d'environ 3 cm par 1 cm. Une sorte de croûte tout le pourtour protège son noyau intérieur. Cette croûte s'appelle la cortico-surrénale et sécrète ce fameux cortisol. Le cortisol joue un rôle primordial pour notre survie depuis la nuit des temps car, associé à l'adrénaline et à la noradrénaline, il fait mettre à disposition dans notre corps, du glucose comme source d'énergie, monter notre pression artérielle, augmenter l'apport en oxygène vers nos organes et nos muscles pour… courir !!! Oui si un lion vous poursuit, ces hormones vous permettent de fuir !

Sécrétion du Cortisol

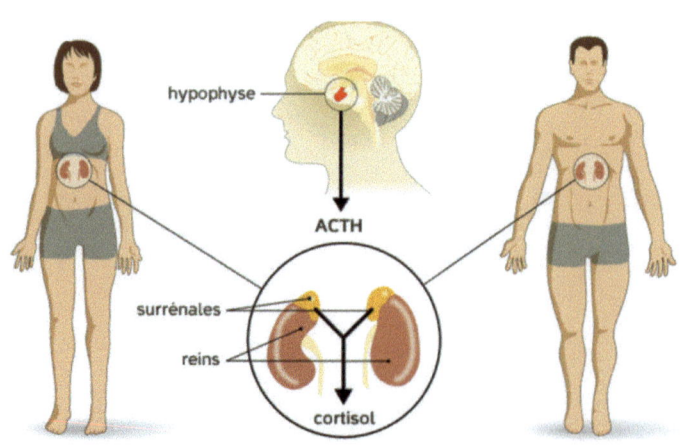

Schéma : Sfendocrino.org

De façon plus détaillée, le cortisol est une hormone hyper-glycémiante c'est à dire qu'il fait monter votre taux de sucre dans votre sang. Il transforme aussi une partie de vos stocks de protéines et lipides en sucre disponible. Il modifie la répartition de vos graisses, stockées dans le haut du corps. Il permet une plus forte contraction de votre cœur avec irrigation sanguine limitée des extrémités, pieds et mains. Il participe à l'action des autres hormones utiles en cas de danger, les copines de notre cortisol : adrénaline, noradrénaline, dopamine.

Le cortisol rend plus acides nos sucs gastriques, par l'acide chlorhydrique dans notre estomac. Par ailleurs il favorise la rétention de sel et d'eau dans le haut de notre corps.

Il réduit l'inflammation et les allergies car il réduit le nombre de certains globules blancs portant l'histamine (médiateur de la réaction inflammatoire). Il ralentit aussi la fabrication de certains globules blancs (les lymphocytes) nous défen-dant lorsque nous rencontrons certains virus, bactéries, champignons. Le cortisol réduit donc directement l'effica-cité de notre système immunitaire ! Petit à petit notre ter-rain se fragilise. D'où une plus grande vulnérabilité aux di-vers microbes que vous croisez.

En conclusion : le cortisol nous est très utile, mais jusqu'à une certaine dose.

Évolution de nos capacités
en fonction de la durée du stress

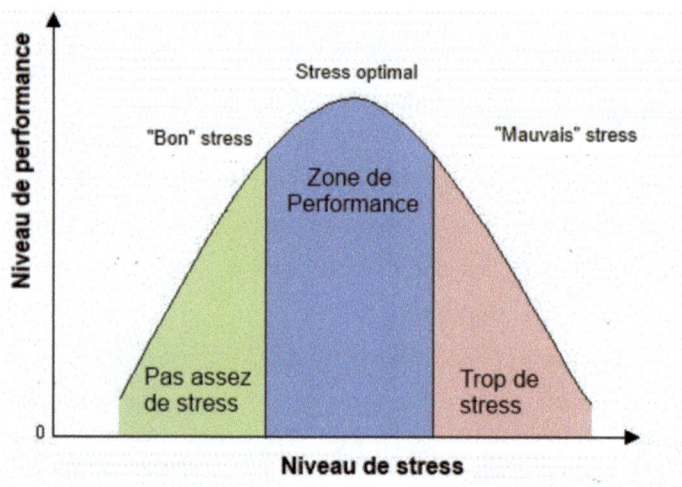

Loi du U inversé, Yerkes et Dodson

Au-delà et lors de stress chronique, le cortisol est produit en trop grande quantité : les effets néfastes apparaissent donc : irritabilité, nervosité, oppression respiratoire ou cardiaque, reflux voire ulcère gastrique, prise de poids dans le haut du corps, affaiblissement immunitaire, ...

À la longue, ce sont nos glandes surrénales qui fatiguent, car sur-sollicitées. Elles tentent de continuer à produire cortisol, adrénaline et noradrénaline, mais à force de tirer sur la corde, il arrive qu'un beau matin, malheureusement, elles ne parviennent plus à en produire ou plus assez... Ne serait-ce que pour vous lever de votre lit. C'est ce qu'on appelle le burn-out. Voyons cela sur un schéma maintenant.

Évolution de notre taux de cortisol, Adrénaline et noradrénaline

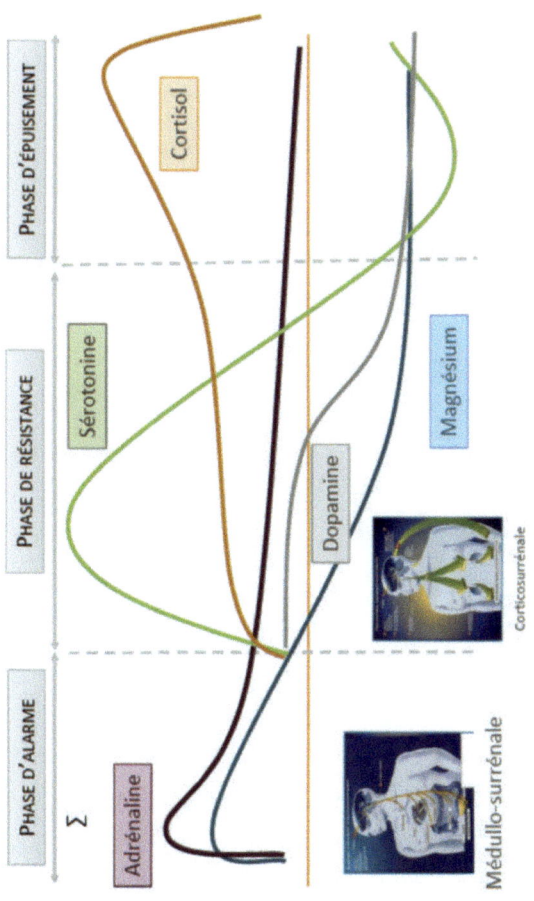

On parle moins de l'adrénaline et de la noradrénaline que du cortisol, et pourtant elles jouent toutes deux un rôle dans le stress.

Au cœur du noyau de nos 2 glandes surrénales, des neurones produisent et libèrent l'adrénaline et la noradrénaline, dans notre circulation sanguine.

Elles augmentent les sensations de stress :

- Hausse de la pression artérielle : par la hausse de la fréquence et contraction cardiaque, hypertension artérielle, réduction de l'irrigation des viscères.

- Hausse de la glycémie : par mise à disposition de sucre dans le sang.

- Stimulation des organes de la mise en état d'alerte : dilatation des pupilles, de l'irrigation en sang des organes de survie (cœur, foie, poumons, encéphale dont le cerveau), des muscles et de la respiration.

En parallèle, la digestion ralentit, ainsi que les activités urinaires et reproductrices. Nous sommes donc en un état physiologique idéal pour bien vivre une phase de stress !

« Lorsqu'une pression psychique est constatée, le stress expose le cerveau et les vaisseaux sanguins. [...] Les processus psychiques agissent sur le corps humain via le système nerveux. D'autres fonctions peuvent être affectées de façon chronique telles les plaquettes, le système immunitaire. » (Professeur Herrmann-Lingen, CHU de Göttingen).

Lorsqu'on a en tête les conséquences possibles de l'épuisement parental, les différents maux apparaissent tout de suite comme des signaux d'alerte. La santé du parent commence à se dégrader (migraine, chute de tension, évanouissement, insomnie, douleurs musculaires, articulaires, rhumes, otites, angines, sinusites, …), des conflits avec son conjoint, des négligences, des violences verbales et malheureusement parfois physiques entre adultes ou envers leurs enfants.

Fatigue dès le matin, irritabilité, vous ne supportez plus les pleurs ou « râlages », vous criez, vous pleurez très facilement, vous devenez insensible, … autant de signes qui doivent vous alerter.

Similitudes et différences entre burn-out professionnel et burn-out parental

Globalement on constate énormément de similitudes entre le burn-out professionnel et parental, dans les symptômes, réactions physiologiques et émotions.

Les principales différences se remarquent dans le caractère continu du burn-out parental. Au niveau professionnel, les soirs et week-ends tentent la déconnection des soucis liés au travail, de la pression subie, des conditions de travail pesantes, des relations horizontales ou hiérarchiques oppressantes, etc… Cela n'est pas facile mais tout de même possible.

Quant au niveau parental, aucune pause, aucune échappatoire n'est possible tant qu'on ne demande pas d'aide. Les heures au travail peuvent être vécues comme une « pause », une « bouffée d'oxygène », à moins que le contexte professionnel soit lui aussi oppressant ou source de stress et tensions internes. Les 2 types d'épuisement peuvent se cumuler et vous entraîner dans une spirale qui semble infinie …

C'est ainsi que certains parents peuvent rester des années dans une situation extrêmement difficile à vivre physiquement et émotionnellement, avant d'avoir la sensation de sortir la tête de l'eau pour petit à petit récupérer.

Qui est touché ?

Il semblerait que les mères soient encore actuellement les plus touchées par le burn-out parental, malgré les progrès des couples dans le partage des « tâches ménagères », le fait que les papas se lèvent aussi la nuit pour s'occuper des enfants et l'augmentation du nombre de femmes poursuivant leur activité professionnelle tout en ayant des enfants. Gardons en tête que les femmes subissent une tempête hormonale et de nombreux changements physiologiques, psychologiques et émotionnels durant les 9 mois de la grossesse, lors de l'accouchement mais aussi ensuite durant les mois post-naissance du bébé. Le corps a besoin de temps pour s'en remettre, sans même parler des nuits, d'allaitement ou de levers pour les biberons, etc… On parle donc davantage de Burn-out maternel. Peu de statistiques existent sur le sujet.

Malgré cela les papas peuvent aussi en arriver aussi à des situations d'épuisement parental, car ils doivent « assurer » aux côtés de la maman, quoi qu'il se passe dans leur travail.

Et pour eux aussi, la naissance d'un enfant provoque un chamboulement psychologique et émotionnel. Le congé paternité, dont la durée vient d'augmenter, peut être bénéfique mais aussi difficile à vivre, voire en arriver à devenir une épreuve pour de nombreux papas.

Les situations des mamans concernées peuvent être très variées : aussi bien des mamans ayant plusieurs enfants que des mamans ayant un seul enfant, des mamans qui reprennent rapidement le travail que des mamans s'occupant pendant quelques mois ou quelques années uniquement des enfants et de la maison, des mamans aidées par une crèche, une nounou ou leur famille (parents, frères, sœurs, ...). Il n'y a aucune interdiction ou culpabilité :

vous pouvez toutes être concernées,

vous avez tout à fait le droit d'être épuisée

et d'utiliser cette expression « d'épuisement ou burnout maternel »,

si ce qui est décrit vous parle.

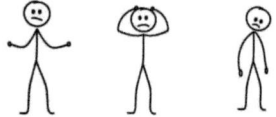

CHAPITRE 2

Quels facteurs le favorisent ?

Exemples

Voyons maintenant quelques exemples, concrètement, de ce qu'il se passe au quotidien, dans les familles.

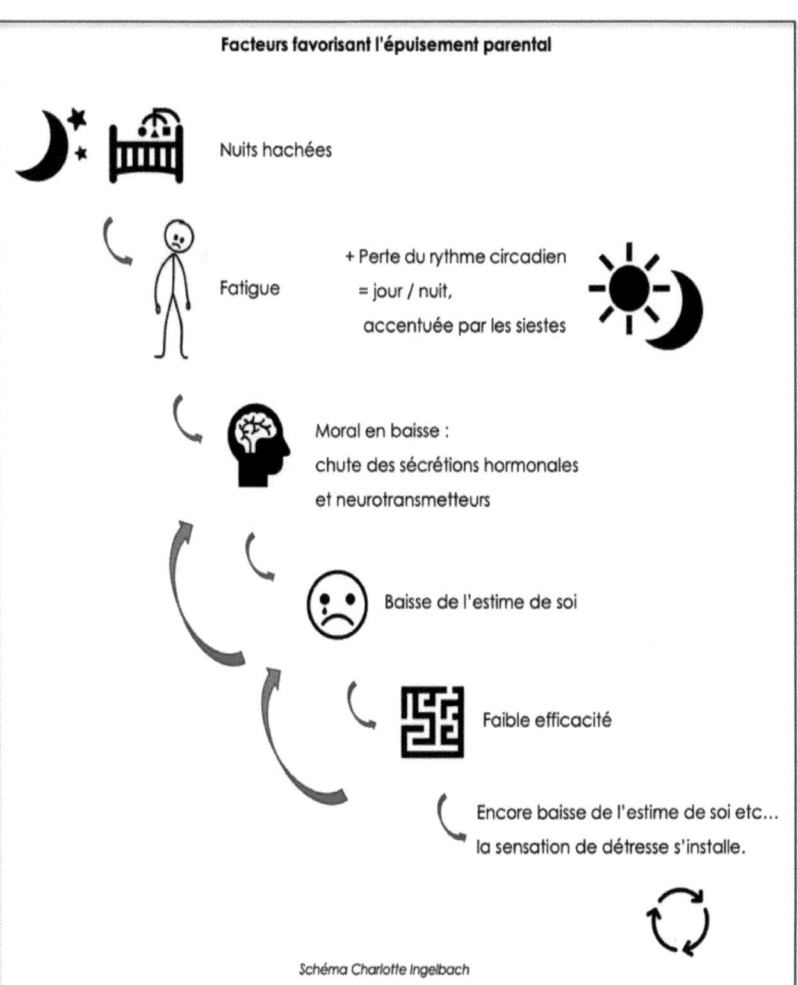

Facteurs favorisant l'épuisement parental

Nuits hachées

Fatigue

+ Perte du rythme circadien
= jour / nuit,
accentuée par les siestes

Moral en baisse :
chute des sécrétions hormonales
et neurotransmetteurs

Baisse de l'estime de soi

Faible efficacité

Encore baisse de l'estime de soi etc...
la sensation de détresse s'installe.

Schéma Charlotte Ingelbach

Caroline, à son 2ème enfant, s'est arrêtée 4 mois puis a repris le travail. Cette reprise la stressait beaucoup car elle se demandait de quelle manière elle allait être « accueillie » à son retour et si ses missions auraient beaucoup évolué. Finalement cela se passe plutôt bien, elle reprend vite ses marques et se remet au goût du jour. Le rythme est tout de même soutenu car les nuits avec son bébé sont de qualité très aléatoire. 2 semaines après avoir repris le travail, elle s'évanouie à l'arrivée de son trajet en voiture le matin pour aller au travail : c'est ce qu'on appelle couramment un malaise vagal, signe de son épuisement. Elle a tenu, on ne sait comment, pour ne pas avoir d'accident, puis s'en était trop : son corps a lâché, il a dit STOP.

Elle a donc finalement repris à mi-temps durant 6 mois puis à 80%, Elle continue d'emmener les enfants le matin, mais son mari les récupère maintenant tous les soirs et a bien allégé ses horaires du vendredi pour faire les courses alimentaires ou récupérer le drive et rentrer tôt.

Cela a pris du temps, mais elle est arrivée à récupérer de l'énergie petit à petit, épaulée par son conjoint.

Couple ou parent solo

Dès que des **conflits** apparaissent dans le couple, de la fatigue survient. Les conflits nécessitent d'être abordés rapidement après leur apparition pour éviter que ces sujets s'enveniment. Malgré cela il vaut mieux avoir dormi ou fait du sport pour pouvoir en parler avec du recul, à froid, tête reposée. Les solutions ou terrains d'entente seront plus faciles à trouver ainsi. Le fait de désamorcer les conflits au fur et à mesure permet d'éviter l'accumulation de frustration, de tensions internes, de doutes, de questionnement sur soi, sur le couple, et j'en passe… grâce à ce dialogue constant entre les parents, l'épuisement risque moins de s'installer. Dans le cas contraire, les mésententes, incompréhensions, émotions provoquant des tensions internes accentuent l'état de fatigue initiale.

Gardez en tête que : les conflits se créent bien plus lorsque l'un ou les 2 parents sont fatigués ! Imaginez au passage ce que cela peut donner pour les femmes avec nos cycles menstruels. C'est un terreau fertile aux accrochages ! Il est dans ces cas-là bien difficile de lâcher prise, nous sommes bien souvent plus irritables, susceptibles, anxieuses et instables émotionnellement. On démarre beaucoup plus vite, qu'en temps normal, et on monte sur nos grands chevaux. Les colères sont plus fortes, les crises aussi. Ne prenez aucune décision importante dans ces moments-là ! Vos émotions ont pris le dessus. Si cela arrive, partez faire un tour, prendre l'air, faire un jogging, crier dans votre voiture à l'arrêt, ou prendre une douche même : cela vous aidera à évacuer les émotions négatives. Vous reparlerez des sujets qui fâchent, plus tard, à froid. Le conflit vous aura pris peu d'énergie et les tensions en vous n'auront été que de passage, elles ne se seront pas installées.

Lorsque les couples explosent ou qu'un parent se retrouve très tôt seul avec un enfant, en **famille monoparentale**, l'épuisement peut survenir extrêmement rapidement. Il en est de même pour les couples à distance géographique de leurs familles, et pour les couples ayant peu de lien social (connaissances, amis, collègues). En être conscient et y apporter une vigilance particulière est primordiale pour éviter le burn-out. Demander de l'aide régulièrement, autant que possible, permettra de prévenir le risque d'épuisement.

Durant les premières années de parents, les **questions d'éducation** sont fréquentes. C'est normal puisque nous apprenons à devenir parents chaque jour. Donc chaque décision compte dans cet apprentissage. Nous déterminons généralement la façon dont on souhaite éduquer notre enfant en fonction de nos principes, de nos croyances et de l'éducation que nous avons nous-même reçue. Autant dire qu'il est rare que les 2 nouveaux parents soient constamment sur la même ligne de conduite. TOLÉ-RANCE, ADAPTATION, ÉCOUTE de l'autre et de son propre instinct va compter dans cette phase de changement et de récupération après la grossesse, la naissance de bébé et durant des années. Le couple devient une cellule familiale. Il a besoin de nouveaux repères. La fatigue malheureusement n'y aide pas. Les désaccords éducatifs jouent donc eux aussi un rôle dans l'épuisement.

Par ailleurs, l'organisation du quotidien et des **tâches logistiques** est évidemment un facteur incontournable influençant directement l'état de forme, d'épuisement ou de récupération des parents. La répartition entre les 2 parents est primordiale pour éviter que l'un ou l'autre n'arrive au stade de burn-out parental. À prendre en compte aussi bien évidemment : la charge de travail, la fatigue des trajets quotidiens, et la charge mentale liée aux tâches alimentaires, ménagères, éducatives, écologiques, de santé, etc... Il semblerait que cette charge mentale concerne souvent davantage les femmes. Ce non-lâcher-prise, ou constante recherche de perfection emmène tout droit au burn-out : alerte rouge !

Attentes de l'entourage

L'entourage peut parfois, sans s'en rendre compte, mettre une pression sur le couple, par des demandes de visites répétées, par le fait d'émettre des avis, des jugements, des conseils sans que rien ne leur soit expressément demandé. L'objectif est de « bien faire », d'aider, mais attention soyez conscientes qu'il existe des relations « toxiques », qui au final rabaissent l'estime de soi, font perdre ses moyens, pompent l'énergie, … Dans tous les cas, même les personnes ayant les meilleures intentions du monde peuvent avoir une influence négative sur votre état. Restez vigilant et à l'écoute de vous-même. Attention à être clair avec vous-même : quels sont vos besoins ? Qui êtes-vous au fond de vous ? Qu'aimez-vous ? Qui est-ce qui vous apporte, qui vous ressource ? Qui sont les personnes en qui vous pouvez avoir confiance ?

Plusieurs enfants, peu d'écart d'âge

L'épuisement peut survenir dans une famille avec un seul enfant, comme dans une famille avec plusieurs enfants. Ils peuvent bien dormir la nuit ou non, être calmes la journée ou très énergiques, bien s'entendre entre eux et avec les parents ou beaucoup râler et se disputer. Tous les cas de figure existent. Le degré de fatigue des 2 parents comptent aussi énormément.

Il est clair que lorsqu'on cumule : une fatigue de départ des 2 parents, avec plusieurs enfants, de peu d'écart d'âge (voire des jumeaux), qui dorment peu ou mal, très dynamiques et se disputent la journée, le risque de burn-out monte en flèche. En être conscient par avance vous permettra de prévenir et mettre en place tout ce qui pourra vous aider à l'éviter.

Contexte sociétal

Le rythme auquel nous vivons en occident n'a cessé d'accélérer suivant une trajectoire exponentielle, depuis plus d'un siècle. Nous l'avons tous entendu dire : le monde accélère et nous, « êtres humains » ne parvenons plus à suivre la cadence. Toutes les grandes inventions et avancées technologiques nous ont offert une vie moins rude physiquement, et avec davantage de temps de repos et de loisirs. Je parle bien sûr de l'électricité, l'eau courante, la voiture, les appareils d'électroménager, le téléphone, l'ordinateur, internet, etc… Malheureusement ce monde « technologique » avance à un tel rythme que le cerveau et le corps humain ne parviennent pas à suivre. Cette course effrénée à laquelle nous participons tous, nous emporte comme un tourbillon. Focalisons-nous donc sur tout ce que nous apprécions et que ces avancées nous procurent, tout en étant pleinement conscients de la distance et du frein à utiliser au quotidien pour ne pas exploser un jour prochain.

Précision importante : les écrans jouent aussi leur rôle dans les burn-out actuels, qu'ils soient professionnels ou parentaux. J'entends par là : smartphone, tablette, télévision, ordinateur, jeux vidéo, ... Ils captivent et participent au coucher trop tardif, à la fatigue visuelle et à la sur-sollicitation du système nerveux. Ils contribuent donc à l'épuisement général.

Obligation sociétale de travailler, pour les 2 parents : sujet tabou ?

La société occidentale est très axée sur les notions d'argent, de challenge, de perfectionnisme et sur les ambitions de vie, que ce soit dans le travail ou dans des projets divers. C'est dans ce contexte que les femmes ont pu de plus en plus travailler et s'épanouir. Ce droit au travail est devenu une véritable chance pour nombre d'entre elles. L'égalité homme-femme semblait possible. La maternité, interrompant la carrière et provoquant des difficultés pour l'employeur, a commencé à être vu d'un mauvais œil. Les femmes « carriéristes », ou avec des ambitions de vie meilleure, ou tout simplement passionnées par leur travail, ont donc tout fait pour ne pas s'arrêter trop longtemps.

« J'aime mon travail, m'explique Marie, je suis à mon compte depuis 6 ans, depuis ma 1ère grossesse. J'ai fait de petites pauses après la naissance de mes enfants, j'en avais besoin avec la fatigue de la grossesse et de l'accouchement puis avec les nuits entrecoupées. Mais j'ai gardé un fond de fatigue depuis. Et je dois travailler un minimum sinon je ne peux plus honorer mes contrats et je risquerais de perdre la fidélité de certains gros clients. »

« Je suis très impliquée dans mon travail, j'ai gagné en responsabilité et je dois fournir un travail de qualité. Je ne peux pas me permettre de bâcler ou de survoler les dossiers de temps à autres », me confie Juliette qui est salariée dans une entreprise.

Il est important de bien considérer que le travail permet un épanouissement sur les autres plans (que la maternité et la famille). Malgré l'épuisement, la maternité est aussi source d'épanouissement ! Le travail quant à lui, peut vous apporter : estime de vous, de vos capacités, des interactions sociales-collègues, … De nombreux aspects très positifs.

Mais cela a porté conséquences pour de nombreuses femmes… à force de tirer sur la corde, le surmenage s'est installé, parfois jusqu'à craquer. On dit que le corps se prépare durant 9 mois avant une grossesse, puis il y a les 9 mois de gestation, puis le corps aurait besoin encore au moins de 9 mois pour récupérer de tous ces chamboulements hormonaux, physiologiques et psychologiques. Le fait de ne pas respecter ce temps de récupération minimal provoque un ancrage profond de cette fatigue dans l'organisme.

Précisions : certaines femmes ont préféré mettre de côté leur vie professionnelle durant la petite enfance de leurs enfants. Chose qu'elles ont plus ou moins facilement vécu. Il n'est pas donné à toutes de trouver un équilibre en étant femme foyer. Elles se sont généralement offert davantage de possibilités de récupérer, mais certaines n'ont pas confié leurs enfants (nounou ou crèche) et ont donc rencontré des difficultés pour avoir du temps pour elles et se ressourcer.

En parallèle, il est important d'avoir en tête qu'à l'heure actuelle, il est souvent mal vu pour une femme de ne pas travailler durant plusieurs années, même si cela est un choix, et décidé à deux. Difficile à assumer, d'autant plus si elle se retrouve en situation d'épuisement… Socialement elle n'en a pas le droit.

Aujourd'hui on constate que l'état d'esprit généralisé en Occident consiste en l'obligation d'être forte, en forme, sans se plaindre, et être heureuse ainsi, tout au moins donner l'illusion être heureuse. Et en tant que femmes, bien souvent avec un état d'esprit plus féministe que nos mamans, nous voulons croire que cela est réellement possible.

C'est ainsi que nous arrivons à ce que l'on nomme couramment le Syndrome de « Wonder Woman », ou syndrome de la mère parfaite.

Quelle conséquence ? On tire sur la corde un peu plus chaque jour, on se dope un peu plus chaque jour (café, sucre, ginseng, sport, etc, chacune son moyen pour tenir). Ce mode de fonctionnement n'est pas tenable, pas durable.

Faisons un voyage dans le temps et remontons à l'époque des cavernes, c'est-à-dire au temps des premiers hommes. L'homme partait chasser et la femme cueillaient des baies ou géraient les enfants. Plus tard, lorsque les hommes ont commencé à semer et cultiver, ils « partaient aux champs » et les femmes qui avaient des enfants en bas âge restaient au camp et s'en occupaient, ainsi que de préparer à manger. Au moyen-âge il en fut de même. Et ainsi de suite jusqu'à l'invention des réfrigérateurs, machines à laver le linge et lave-vaisselle, en parallèle de l'émancipation des femmes et de l'évolution du Droit des femmes, dans les années 40 à 70 principalement. Depuis les femmes travaillent, sont indépendantes financièrement, choisissent des grossesses volontaires, s'occupent moins des tâches ménagères et moins des enfants qu'auparavant. Elles ont gagné du temps pour elles, pour leur carrière, pour leur épanouissement personnel. C'est une véritable révolution. Elles peuvent accéder à leurs rêves : devenir célèbres, faire partie des élites, être reconnues pour leurs compétences et pour leurs capacités intellectuelles comme physiques, réaliser une grande carrière, voyager seules au bout du monde, … Néanmoins elles se retrouvent toutes systématiquement un jour ou l'autre avec cette question :

Qu'est-ce qui est le plus important pour moi au fond :
Me réaliser par ma vie professionnelle
ou par le fait de devenir maman ?

Questions à se poser

Et pour moi, qu'en est-il de cette question ?
Puis-je facilement y répondre ?

....

....

....

....

Est-ce une question qui revient souvent en moi ?

....

....

....

....

Est-ce un tiraillement interne ?

....

....

....

....

Revenons-en aux hommes Se posent-ils moins cette question ? Leur rôle, ancestralement, est de trouver la nourriture pour la famille. S'est ajouté à cela, d'assurer la sécurité du foyer. Cela serait peut-être encodé génétiquement. On parle beaucoup d'épigénétique actuellement, l'influence du vécu, de l'environnement, sur la génétique. De nos jours, les hommes ont donc un rôle principal focalisé sur leur travail et la sécurité matérielle de leur famille. Ils subissent donc bien souvent une pression liée à ce « devoir ».

Parfois les rôles s'inversent tout de même entre homme et femme. L'homme s'occupe davantage des enfants que sa femme. Et elle, travaille davantage que son mari.

De nombreux couples cherchent un équilibre, une égalité homme / femme. D'autres répartissent les rôles de façon non-égalitaire mais qui au départ, sur le papier, semble équitable et convient à tous les 2. Chacun s'implique dans son travail, avec les enfants, dans l'entretien de la maison, le maintien de la vie sociale de la famille (relations amicales). Cela crée dans tous les cas de figure des difficultés, des tensions, de la fatigue, et donc un risque de burn-out parental, tant que le dernier enfant n'est pas autonome pour s'habiller/se déshabiller, manger, jouer 1h tout seul… c'est-à-dire vers ses 4 ou 5 ans minimum… Qu'en dites-vous ?

Tout cela amène généralement à un tiraillement interne extrême : « j'adore être mère, j'adore mes enfants, et j'adore mon travail ». Ajoutez à cela « j'adore mes amis, j'adore aller au cours de fitness et marcher en montagne ». Nous apprenons donc à vivre et à nous satisfaire de petits bonheurs malgré la frustration quasi-constante.

Croyances de départ – pré-parentalité

Quelles étaient vos croyances avant de devenir maman ? De quelle manière regardiez-vous les jeunes parents ? Quel style de vie imaginiez-vous ? Les jugements sont faciles, surtout lorsqu'on n'a pas encore d'enfant. On a tendance à se croire « super forte », on fera mieux que les autres, on arrivera à avoir du temps pour soi, on sera organisée, on saura faire dormir bébé, ... On est optimiste et c'est bénéfique comme façon de penser pour la survie de l'espèce : la nature est bien faite. Mais c'est sans compter sur les chamboulements physiologiques (hormonaux entre autres), les nuits entrecoupées durant parfois plusieurs années, les divergences éducatives au sein du couple, et la vie qui continue à côté. Il est important de préciser que parfois, jeunes, pleines d'énergie et d'optimisme, nous n'entendons pas forcément les expériences de nos mères, sœurs, cousines, amies, voisines.

D'un autre côté, on constate une faible transmission intergénérationnelle de la difficulté, fatigue, et du changement de vie qu'implique le fait d'avoir des enfants. Si elles avaient su, peut-être que certaines n'auraient pas voulu d'enfant... et peut-être que d'autres auraient été mieux préparées. Peut-être que certaines mères n'ont pas trouvé cela si difficile à vivre et n'ont donc pas songé à en parler à leur fille... et peut-être que certaines se sont tues. Était-ce par honte ? Par fort désir d'avoir des petits-enfants coûte que coûte ?

Parmi les croyances largement répandues, on peut s'interroger sur la notion de sacrifice pour la survie de son enfant. Une mère a-t-elle dans son code génétique une capacité à se sacrifier pour son enfant ? Quitte à moins dormir ?

Manger quand elle a enfin 5 minutes ? Se laver les cheveux le lendemain ? Consacrer quasiment tout son temps uniquement à son enfant ? Accepter de perdre son corps de jeune femme pour porter la vie ?

Malgré tout cela, une maman continuera d'être présente pour accompagner son enfant sur le chemin de la vie.

Si vous en êtes à un stade de pré-épuisement ou épuisement, c'est que très probablement vous aimez vos enfants de tout votre cœur et souhaitez leur bonheur, même si c'est au détriment de votre santé, de votre vie professionnelle et privée. Votre désir d'enfant est naturel. Vous êtes normale. L'épuisement va se résorber, mais pour cela continuez à lire, courage !

Quels milieux socio-culturels ?

Tous les milieux socio-culturels peuvent amener au burn-out. Si les fins de mois sont difficiles pour joindre les 2 bouts, il est évident que le risque de burn-out est très important.

Par ailleurs, l'envie que son enfant réussisse mieux que soi, les nombreuses attentes, le possible décalage entre la vie réelle et la vie rêvée, sont autant de facteurs sources de stress et de tensions internes favorisant l'épuisement.

D'ailleurs, les personnes sensibilisées à ce qu'on nomme le « développement personnel » vont souvent se retrouver avec de nombreuses exigences envers soi-même comme envers ses enfants :

- pas de gros mots, apprendre tôt du vocabulaire, l'anglais, un instrument de musique, …

- ouverture d'esprit, réactions de sang-froid face aux évènements, développement des capacités d'intelligence émotionnelle, …

- cuisiner soi-même du fait-maison, avec des produits frais, locaux et Bio

- proposer des activités pour développer la curiosité et la créativité

Tout cela dans l'optique que leurs enfants soient heureux plus tard, que leur vie soit plus facile que la leur, adulte. Mais est-ce véritablement l'objectif à suivre ? Est-ce forcément par ce chemin qu'on arrivera à ce résultat-là ? Seront-ils forcément heureux ? Et qu'en est-il de maintenant ? Qu'en est-il de leur bonheur actuel et de votre bonheur actuel ?

De plus tout cela s'accompagne souvent de l'envie de tout faire soi-même, et ne pas recevoir d'aide. Les parents actuels ont besoin de prouver et de se prouver qu'ils sont capables d'y arriver, par d'autres méthodes que celles dans lesquelles ils ont grandis.

Au final, qu'en est-il ? On veut tellement de bonnes choses pour son enfant qu'on se met une forte pression.

L'épuisement maternel et paternel peut tout à fait survenir dans TOUS les milieux socio-culturels. Soyons donc attentifs. Apprenons à prioriser, définir ce qui compte vraiment, et réduire le niveau d'exigence sur certains sujets.

Quasi burn-out professionnel des mamans avant la maternité et quasi burn-out des papas ou bore-out

« Je me sentais sous pression maximale les 2 années avant ma première grossesse et cela s'est poursuivi jusqu'à ce que ma gynécologue m'arrête, 4 mois avant le terme, soit 2 mois et ½ plus tôt que le congés maternité classique, confie Marie. Ma charge de travail était importante, avec des délais à tenir, des relations conflictuelles entre certains collègues, et une relation de plus en plus tendue avec mon responsable. Il était temps que je m'arrête. Heureusement que je n'ai pas davantage tiré sur la corde, j'aurais peut-être accouché en avance et mon bébé en aurait probablement subi des conséquences. »

Quant aux papas qui travaillent beaucoup ou qui emmagasinent beaucoup de stress, par leur charge de travail, par les responsabilités ou par leurs relations de travail, ils vident forcément en partie leur « sac » à la maison quand ils rentrent. Ils partagent leur journée. C'est normal et logique : on vit ensemble, c'est pour partager notre quotidien et parler de ce qu'on a vécu chacun séparément la journée et se soutenir les uns les autres. L'inconvénient est que la famille reçoit donc une part de la fatigue psychologique et des tensions nerveuses. Mais attention il serait bien plus néfaste qu'il garde tout en lui, croyant protéger sa famille. C'est ainsi que des distances s'installent dans le couple et du mal-être pour lui. Il est primordial de trouver le moyen d'en parler, d'échanger, d'étudier le sujet pour définir quelles réactions avoir au travail ou quelles améliorations trouver. En entendant leur parler régulièrement de leurs difficultés et de leurs efforts, cela apprend au passage aux enfants que les relations ne sont pas toujours faciles mais qu'en s'y intéressant, en essayant de mieux comprendre l'humain, on peut vivre plus sereinement.

De même, le syndrome de « bore-out » va engendrer des difficultés supplémentaires à surmonter lors de l'arrivée d'un bébé. On en parle de plus en plus. On entend par « bore-out » des situations de profond ennui professionnel et/ou personnel, avec épuisement général, baisse de moral et possible dépression. Durant ces périodes-là, on perd le goût des choses que l'on aimait faire auparavant. Les passions se sont dissoutes. Les projets se sont éteints. Le plaisir est difficile à faire renaître. La joie est difficile à jaillir de nouveau, ... malgré une paternité. Difficile à vivre pour le papa, qui culpabilise, et pour la maman qui ne comprend pas ou ne sait comment aider son conjoint, tout en essayant de prendre soin d'elle-même et de leur(s) enfant(s).

Des facteurs extérieurs vont malheureusement souvent s'y ajouter : problèmes de santé d'un enfant ou d'un parent, jumeaux, difficultés financières, mal à l'aise dans son logement ou quartier, soucis professionnels, ...

Questions à se poser

Commencez par INSPIREZ lentement et profondément.

Gardez vos poumons pleins quelques instants.

Expirez tranquillement.

Maintenant lisez chaque question en prenant le temps, et ressentez en vous si elle vous parle. Que fait-elle émerger ? Notez vos réponses ci-dessous, sur une feuille ou dans un carnet, sans jugement, sans filtre, honnête envers vous-même.

Voyez si les propositions ci-dessous vous parlent.

Quelles sont vos croyances ?

O Je DOIS tenir le coup.

O Je DOIS donner l'image que je suis heureuse, tout le temps.

O Je DOIS donner l'impression que je suis en FORME.

O Je DOIS TOUT faire pour mes enfants /ma famille /ma maison (alors qu'ils savent faire des choses eux-mêmes et peuvent apprendre aussi).

Je DOIS faire à manger, le ménage et m'occuper des enfants car mon mari travaille lui, et nous assure un toit et un repas tous les jours (dans un job qui ne le passionne d'ailleurs pas forcément).

O ....

....

O ....

....

O ....

....

Je DOIS, je DOIS, je DOIS... toutes ces obligations sont en lien direct avec mes croyances internes. J'accepte de les regarder en face. Elles viennent de mon histoire, de mes expériences, de mon éducation. Elles sont bien ancrées mais je vais apprendre à les tempérer, voire à les faire disparaître.

Quel est votre standard ? qu'il soit naturel, inné, ou acquis, appris, inculqué.

Notez sur une feuille : quelle est la vie que j'avais enfant ?

....

....

....

....

....

La vie dont j'ai rêvé enfant et adolescente

....

....

....

....

La vie dont je rêve maintenant

....

....

....

....

La vie que j'ai maintenant.

....

....

....

....

Comparez-les, que vous manque-t-il, qu'avez-vous en plus, pourriez-vous être heureuse avec un standard moins élevé que celui de vos rêves ?

....

....

....

....

CHAPITRE 3

Comment en sortir ?

Comme je vous le disais précédemment, votre objectif maintenant est de faire évoluer la situation. Vous ne pouvez plus rester enlisée. Vous allez y arriver ! Les choses vont changer.

Dans cette optique, acceptez que cela mette un peu de temps à se mettre en place et à ce qu'apparaissent des résultats.

Rappelez-vous le processus fréquent, schéma ci-dessous. Notre objectif est maintenant de casser ce cercle vicieux afin de stopper le processus de maintien du surmenage parental.

Stopper le cercle vicieux du surmenage parental

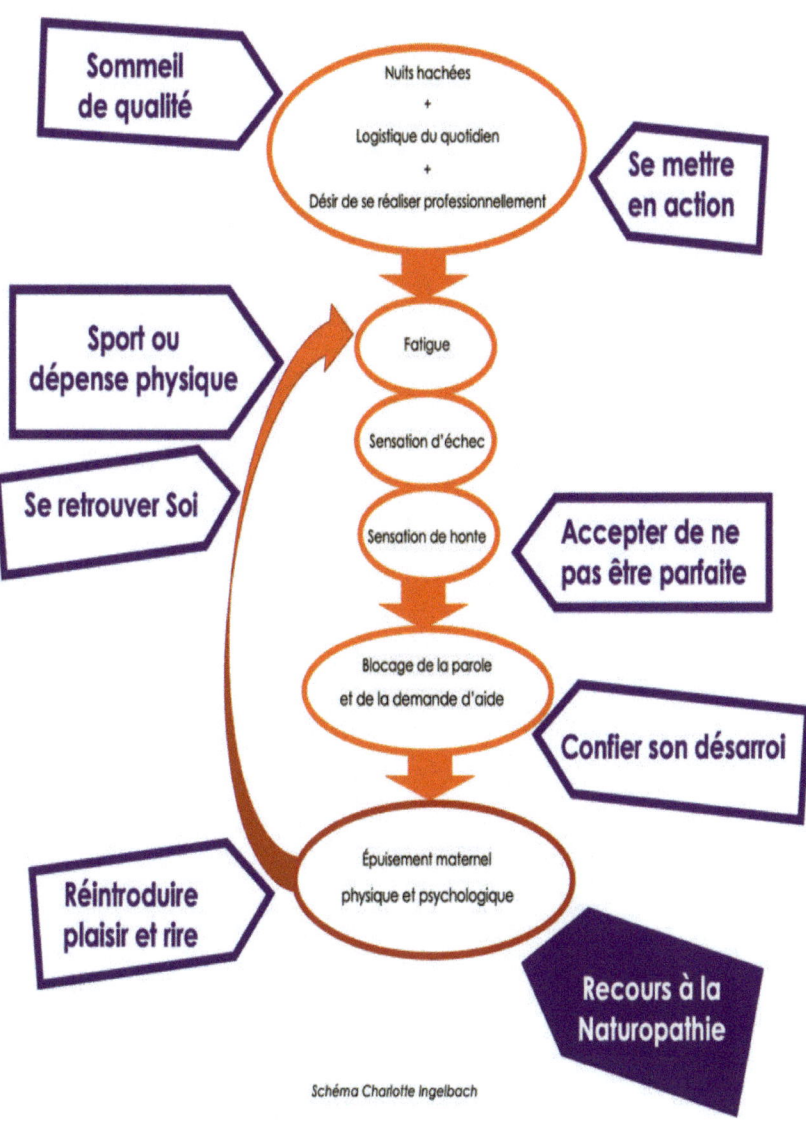

Schéma Charlotte Ingelbach

Ci-après, les techniques qui vont vous guider ou plutôt qui vont vous permettre de vous retrouver, de retrouver votre énergie et donc votre propre chemin.

1. En prendre conscience

Reconnaître ce qu'on est en train de vivre, c'est se respecter. Le respect de soi est la base, le fondement, le socle indispensable pour se sentir mieux. Si vous ne vous respectez pas, les autres ne vous respecterons pas. C'est donc l'étape n°1 : vous êtes un être humain à part entière, vous avez donc de la valeur, vous vous devez de vous respecter.

En PNL ou Programmation Neurolinguistique, les étapes-clés sont :

- Prenez conscience que la situation actuelle est **temporaire**. Identifiez donc l'émotion principale du moment et ce qui l'a provoqué. Puis revivez la scène intérieurement, en la **dédramatisant**, pour prendre du recul. Lâchez-prise, avec humour par exemple.

- Remarquez chaque fois que **vos pensées se focalisent** sur du négatif, émotion ou situation et remarquez la sensation qui est en vous. Comment vous sentez-vous ? Décidez ensuite que cela ne vous convient pas et retournez cette pensée en version positive.

- Ensuite, focalisez-vous sur l'émotion que vous souhaiteriez **ressentir** instantanément dans une prochaine situation similaire : calme, sérénité, confiance, détachement, … ? Re-mémorez-vous un moment de votre vie où vous l'avez ressenti intensément. Choisissez un mot, une expression ou une courte phrase que vous y associer pour pouvoir faire appel à cette émotion positive à l'avenir lors de situations qui vous mettent en colère, dans la peur, ou dans la tristesse. Fermez les yeux et répétez-la en vous, en ressentant la sérénité « ça va bien se passer », « ça va aller », « tout ira bien », … C'est ce qu'on appelle faire un ancrage positif. De la même manière, chaque fois que vous vivez une émotion positive forte : profitez-en pour fermer les yeux quelques instants et répéter votre phrase, pour l'ancrer en vous.

Par exemple, votre enfant vient de renverser sa purée de carotte sur son pantalon bleu clair et il y en a par terre.

1ère réaction, instinctive :

« Oh non, son pantalon est fichu, et il y en a partout par terre, je vais devoir tout nettoyer, j'en ai ras-le-bol » et vous vous mettez à crier et à le disputer plus fort que ce que vous auriez fait si vous n'étiez pas épuisée.

2ème réaction, en prenant du recul :

« Oh non, son pantalon est…, je prends une profonde inspiration, je suis en colère, mais je n'aime pas me sentir en colère donc je regarde cette situation autrement : son pantalon est… tâché. Je suis en colère mais heureusement il n'y a pas eu de purée de carotte sur le canapé ni dans ses cheveux. Cela aurait pu être pire. Il aurait aussi pu commencer à s'étouffer avec de la purée. Ouf on a eu de la chance en fin de compte. Et il est en train d'apprendre à manger seul. Cela va durer quelques mois puis il y arrivera de mieux en mieux, en renversant de moins en moins souvent son assiette. Ça va aller en étant de plus en plus facile ». Vous lui dites posément qu'il est en train d'apprendre mais qu'il a fait beaucoup de saleté, vêtement et sol, que vous allez devoir nettoyer, et s'il est assez grand, qu'il va vous y aider. Pour les prochaines fois, vous lui apprenez à tenir son assiette d'une main pendant qu'il prend sa cuillère dans l'autre, pour éviter de tout renverser et de salir vêtements et maison.

3ème réaction, après-coup :

« Je ressens de la colère, mais je ne veux plus ressentir de colère aussi forte pour une situation comme celle-ci. Je veux être calme et détachée. Au fond de moi je sais bien que ce n'est pas important et que je ne suis pas profondément en colère. Je suis plutôt irritée. Cela n'est que matériel, ce n'est pas grave au fond. Je ferme mes yeux et prends une profonde inspiration en répétant « tout va bien » et en faisant appel dans mes ressentis à l'apaisement, comme après une tempête de vent et de pluie. Je ressens une paix profonde.

2. Accepter la situation et vos ressentis

Qu'est-ce que je ressens en cet instant ? Quelles émotions ?

....
....
....
....

Puis quelles sont les sensations dans mon corps ?

....
....
....
....
....

Si cela est difficile, voici quelques éléments pour vous aider.

Mes émotions

En colère

Agacée

Situation injuste

Honteuse

Coupable

En plein désarroi

Apeurée

Triste

Dépassée, débordée

Seule

Frustrée

Humiliée

Non-respectée

Manque de reconnaissance

Trahie

En danger

Vulnérable, fragilisée

Blessée

Abandonnée

Rejetée

Manque d'affection

...

Mes ressentis physiques

Battements rapides de mon cœur

Frissons

Tête qui tourne, vertiges

Maux de tête

Jambes en coton

Chaleur excessive

Fatigue, yeux qui piquent,

paupières lourdes

Ventre noué

Nausée

...

Prendre conscience de notre nouvelle vie, de notre fatigue et de nos limites actuelles, nous permet de prendre conscience de nos ressentis profonds. Le fait de regarder en face notre état émotionnel interne, nous permet de commencer à l'accepter.

« Oui, ce n'est pas ainsi que j'avais imaginé la maternité, raconte Juliette. Je pensais que je me sentirais heureuse constamment, que j'aimerais passer des journées seule avec mon bébé, que j'aurais plus d'énergie pour m'en occuper les nuits, et que mon bébé ferait de vraies nuits plus vite. »

« Mes enfants dorment bien. Le dernier a maintenant 3 ans. Je n'ai repris le travail qu'à mi-temps, pour me préserver, il est non-stressant et il me plaît. Pourtant je suis encore fatiguée, j'ai un fond de stress, de tensions qui reste en moi et parfois je suis impatiente ou très irritable avec mes enfants. Je ne comprends pas », avoue Noémie.

Dans bien des cas, il est difficile d'accepter cette situation, cet état fragile avec fond de fatigue ou de stress ou de baisse de moral, constamment sous-jacent.
Il est donc important de savoir se dire : « j'ai le DROIT d'être fatiguée, de ne pas arriver à faire les tâches minimums qui m'incombent, de ne pas être non plus une super héroïne, … et d'avoir besoin de temps pour moi ».

Notre corps subit de nombreuses transformations durant les 9 mois de grossesse. Notre système hormonal vit un grand chamboulement. Nous avons ensuite besoin de temps pour nous en remettre, que le moral se stabilise, que notre silhouette s'affine, que l'énergie remonte. La durée de récupération est très variable d'une femme à une autre et, pour une même femme, d'une grossesse à une autre.

Les hommes et les femmes ne vivent pas les mêmes évènements dans leur vie et dans leur chair. C'est ainsi, c'est la nature. On peut essayer de toutes nos forces d'être « l'égal » de l'homme, de travailler autant et de faire une belle carrière. Nos physiologies sont différentes. L'homme n'a pas de cycle menstruel et ne peut pas porter de bébé ni donner naissance. La femme peut.

Ainsi, certaines femmes parviennent à continuer leur carrière professionnelle comme avant d'être maman, grâce à une constitution physiologique, un vécu, un moral d'acier, des valeurs, des croyances, et un entourage le leur permettant. Et d'autres rencontrent des difficultés pour tenir physiquement ou moralement. Dans ces cas-là une « pause » professionnelle s'impose. Et c'est ainsi. Le maître-mot ici est « lâcher-prise ».

Ce moment de pause ou d'allègement de la charge de travail peut offrir un temps supplémentaire d'adaptation pour devenir « maman », prendre conscience de l'évènement que nous sommes en train de vivre. La famille se compose. Chacun prend une nouvelle place, avec un nouveau rôle. Même pour un 2ème ou 3ème enfant. Le papa aussi est chamboulé. Le couple découvre une nouvelle façon de fonctionner. Pour lui aussi, l'arrivée d'un nouvel enfant peut être épuisante, ne l'oublions pas.

C'est un chamboulement psychologique pour tous. Il est important de garder cela en tête.

Je lis maintenant cette phrase à voix haute :

« J'ai le droit. J'accepte la situation actuelle. Elle est temporaire. Toute ma vie est en mouvement. Elle me semble très déséquilibrée actuellement. Je vais retrouver un nouvel équilibre, petit à petit, pas à pas. Je vais y arriver. J'y crois. »

3. Accepter de ne pas être parfaite, déculpabilisez, vous n'êtes pas la seule !

Dans la société actuelle, nous fonctionnons avec de nombreuses exigences et un important désir de perfection. Difficile de ne pas pouvoir tout faire tel qu'on l'aimerait... Même si nous sommes déçues, nous n'avons d'autre choix que de lâcher-prise.

En naturopathie, on utilise beaucoup les fleurs de Bach pour apporter un soutien ou aider à débloquer un mode de fonctionnement émotionnel. Dans le cas présent, si vous avez particulièrement de difficultés à lâcher-prise : PINE pourra vous aider. Prendre 3 gouttes 2 fois /jour à distance des repas.

Cochez et notez en complément ce sur quoi vous pouvez lâcher :

- o *Sur les horaires*
- o *Sur l'équilibre des repas (légumes + protéines ani-males ou végétales + féculents)*
- o *Sur la variété des aliments*
- o *La régularité du ménage*
- o *Le rangement des jeux*
- o *Le pliage du linge*
- o *Le repassage du linge*
- o *La manière de faire courses : passez à une liste de courses type et commandez-là à récupérer au drive, du frais mais aussi du surgelé pour dépanner (voire des bocaux de haricots verts, petits pois, thon en boîte, sardines et, …).*
- o ……………………………………………………...
- o ……………………………………………………...
- o ……………………………………………………...
- o ……………………………………………………...
- o ……………………………………………………...

Travailler sur soi, c'est-à-dire être d'accord de se mettre en position de : « ok, je suis accro à tout cela, je suis d'accord d'apprendre à faire un peu différemment ».

Comment gérer autrement ? Qu'est-ce qui peut être fait d'une autre manière, qu'est-ce qui peut être changé ?

Par exemple, créer des jeux avec les tâches ménagères pour les plus grands (dès 3 ans cela peut fonctionner, le résultat ne sera pas parfait mais peut déjà vous aider).
« Mon fils de 3 ans m'a vu sortir l'aspirateur et m'a sauté dessus en me disant « maman, maman c'est moi qui fais ! »
… ma réaction première a été de lui dire « non mon chéri, s'il te plaît laisse-moi faire, ce sera mieux fait et j'irai plus vite, tu le feras une prochaine fois », alors qu'ensuite il l'a fait, a été occupé un long moment, s'est amusé et a tout de même nettoyé un peu la pièce. »

Quelques idées de tâches-jeux :

- Aspirateur
- Balai pour les plus grands, apprendre à bien se servir d'une pelle et qu'ils ne répartissent pas les miettes dans toute la pièce !
- Mettre le couvert
- Sortir le linge de la machine à laver
- Étendre les chaussettes et sous-vêtements

La vie ne sera pas la vie aussi parfaite que vous l'aviez imaginée, ce ne sera peut-être pas votre vie rêvée, pour l'instant. Elle sera parfaite d'une autre manière, peut-être avec plus de bonheur et d'acceptation de vous-même ?

Tout cela vous amène à prendre du recul, à laisser faire les choses sans votre action : regardez, ça ne se passe pas si mal que cela. Voire, tout se passe bien.

Rappelez-vous :
- Le temps joue en votre faveur
- Gardez Espoir
- Oui vous allez ressortir la tête de l'eau

Questions à se poser

Commencez par INSPIREZ lentement et profondément. Gardez vos poumons pleins quelques instants. Expirez tranquillement.

Maintenant lisez chaque question en prenant le temps, et ressentez si elle vous parle. Que fait-elle émerger ?

Notez ci-dessous, sur une feuille ou dans un carnet, sans jugement, sans filtre, honnête envers vous-même.

Que puis-je faire facilement comme 1er petit pas ?

Me maquiller de nouveau tous les matins ?

Me coiffer pour me trouver jolie ?

Prendre soin de mes pieds ?

M'habiller avec des vêtements dans lesquels je me trouve jolie, qu'ils soient « fashion », « chics », « sport », … ?

....

....

....

....

....

....

....

....

....

4. Parler au sein du couple – Demander de l'aide

Au sein du couple :

Parler avec son conjoint peut sembler banal, et pourtant… Dans cet engrenage infernal, la maman devient souvent muette tellement elle culpabilise et ne comprend pas ses réactions ni comment aller mieux. Elle en vient rapidement à laisser les choses se détériorer jusqu'à ce que son conjoint se rende compte que quelque chose cloche.

Si vous, le conjoint, commencez à parler de votre propre ressenti, cela l'aidera petit à petit à s'ouvrir et à parler de son ressenti. Par exemple : « Je te sens différente ces temps-ci, fatiguée et peut-être un peu ailleurs, ou peut-être un peu triste. Est-ce que je me trompe ? Comment te sens-tu ma chérie ? ».

Vous devez être très à l'écoute, et de façon bienveillante. Dans l'immédiat votre femme a peut-être avant tout besoin d'arriver à s'ouvrir, à se confier. Ensuite, plus tard vous pourrez aborder le sujet, dans une optique constructive, pour l'aider à avancer. Vous êtes des co-équipiers, engagés pour se serrer les coudes dans les moments difficiles. Pour l'instant elle n'a pas l'énergie pour. Tendez-lui la main, montrez-lui que vous êtes là et ne la jugez pas. Écoutez et c'est tout. Objectif : Retrouver votre couple.

Demander de l'aide à d'autres personnes :

En occident nous avons perdu la transmission féminine de « grand-mère – mère – fille » pour les étapes dites de passage d'une vie à une autre. Peu de jeunes filles sont préparées à la puberté. Peu de jeunes femmes ont échangées avec leur mère et grand-mère sur le couple ou leur vécu de la maternité. De même, peu de femmes ont discuté avec leur mère et grand-mère de la ménopause. Toutes ces étapes rythment la vie des femmes. Dans certaines cultures il existe des rites de passage. Autrefois la transmission jouait un rôle important de préparation. Aujourd'hui les femmes semblent peu préparées. Les échanges ont davantage lieu au sein d'une même génération, entre amies ou entre sœurs.

Vous vous demandez pourquoi je parle de cela dans ce chapitre ? Les relations ont évolué entre générations de femmes. Maintenant les nouvelles mamans ont plus de liberté, moins de « comptes à rendre », mais sont beaucoup plus seules et doivent apprendre à demander de l'aide.

Demander de l'aide semble très difficile, question d'égo, d'estime de soi, d'image de soi vis-à-vis du monde extérieur au foyer. Et pourtant vous allez devoir le faire.

Demandez un coup de main ! Indiquez pour quelle(s) mission(s) précise(s) :

  o s'occuper du/des enfants
  o faire un peu de ménage
  o de la cuisine
  o discuter avec vous
  o …
  o et la durée (2h, 4h, …)

Vous verrez la première fois sera difficile, la 2nde un peu moins et la 3ème deviendra presque facile. Généralement la/les personnes à qui vous demandez de l'aide seront ravies de pouvoir vous soulager. Pour celles pour qui cela semble être un effort, expliquez calmement et factuellement les raisons, en essayant de ne pas y mettre de charge émotionnelle. Mais si vous ne parvenez pas à contrôler le flot ou trop-plein qui vous envahit, alors ce n'est pas grave, laissez perler vos larmes. Vous êtes imparfaites et animées d'émotions, comme nous toutes.

Faire 2 listes :

Sources de stress	Ressources apaisantes

5. Se mettre en action

Mettez en place des changements, faites des essais, changez les rythmes, faites des cassures dans le rythme pour voir si les enfants se dépensent plus, deviennent plus calmes, sont plus faciles à gérer en fin de journée, s'endorment plus vite le soir, ...

1. Sommeil

Faites des micro-siestes dès que possible. Et couchez-vous 15 minutes plus tôt, voire 30 minutes plus tôt.

Apprendre à dire STOP aux enfants qui en font trop : trop de bruits, trop d'excitation, trop de bonds-roulades-courses dans la maison, trop de demandes à maman / minute. C'est une question de SURVIE pour votre système nerveux. Ensuite apprendre à dire NON aux enfants, aux amis, à la famille, au conjoint, aux voisins, ... à tous ceux qui vous sollicitent. C'est une question de RESPECT de vos capacités et de vos besoins personnels. Je ne dis pas de dire non dès qu'on vous demande de l'aide, mais d'être attentive à vos ressentis, à votre charge de travail, à votre charge mentale, à votre niveau de fatigue, à la jauge de vos réserves d'énergie et donc à vos capacités :

« Que pouvez-vous offrir en cet instant ? »

Prenez en compte les tâches ou missions incontournables et décidez enfin si vous pouvez dire oui ou non.

Quelles actions pourraient vous faire plaisir ou vous apporter du bien-être avec peu d'effort ?
Ex : vous maquiller à nouveau
Ex : vous faire un massage du visage le matin

....

....

....

....

....

....

2. Sport ou exercice physique

Même 5 minutes par-ci 5 minutes par-là pour commencer à vous remuscler en douceur, mine de rien. Voici par exemple quelques exercices de maman danseuse.

Exercice objectif VENTRE :

Allongée, assise ou debout : remontez le périnée + contractez les abdominaux du bas-ventre comme si vous aviez envie de faire pipi + contracter le ventre comme si vous alliez recevoir un coup + RESPIRER et... vaquez à vos occupations en tenant. RELACHEZ. REPRENEZ.

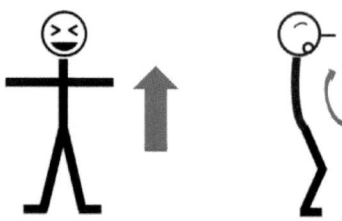

A faire aussi souvent que vous le souhaitez en journée, voire au moment du lever et du coucher dans votre lit.

Important : à faire chaque fois que vous allez éternuer, tousser, vous moucher, porter un enfant ou quelque chose de lourd, monter les escaliers, ... Vous prenez soin de vous ainsi, et mettez toutes les chances de votre côté pour éviter les fuites urinaires ou descente d'organes plus tard.

Exercice objectif FESSIERS :

Tout en cuisinant, poids du corps au-dessus d'une jambe, on monte la jambe sur le côté, bords intérieurs des pieds parallèles, une jambe tendue contractée monte autant que possible sur le côté puis redescend, dans l'axe. Elle ne monte pas haut, c'est normal. A répéter 10 fois, tout en remontant le périnée, rentrant le ventre, se grandir et respirer. C'est-à-dire gainée. De même avec l'autre jambe.

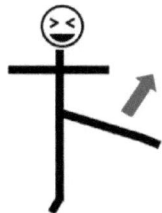

Variante

Poids du corps toujours au-dessus d'une jambe, pieds en ouverture à 45° maximum, pointez le pied telle une danseuse, montez la jambe sur le côté. Cette fois elle peut monter haut (selon votre souplesse et musculature). Travaillez en priorité à moins de 45° de hauteur.

Ne reposez pas votre pied quand il redescend au sol. Posez uniquement le bout du gros orteil.

Grandissez-vous et gainez votre ventre pour vous aider. C'est-à-dire, imaginez qu'on tire sur vos cheveux du dessus du crâne vers le ciel et que votre coccyx est attiré vers le sol simultanément, et remontez votre périnée en contractant votre ventre comme tout à l'heure.

Puis faites tout de suite remonter votre jambe, 10 fois d'affilées, puis 20 quand vous aurez l'habitude, tout en respirant.

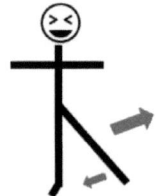

Exercice objectif CUISSES :

Tout en cuisinant, écartez vos pieds plus larges que vos hanches, bords intérieurs des pieds parallèles, essayez de resserrer vos pieds en appuyant sur le sol. Jambes tendues. Les pieds ne bougent pas, vos jambes se contractent, vos abdominaux aussi, vos fessiers aussi.

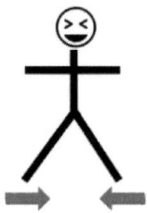

Variante

Bassin légèrement incliné vers l'avant, contraction des abdominaux en plus, jambes légèrement fléchies. Essayez de resserrer vos pieds en appuyant sur le sol. Attention à ce que vos genoux ne rentrent pas l'intérieur : ils suivent l'axe indiqué par vos pointes de pieds.

Autre variante
Même exercice mais avec le buste légèrement penché vers l'avant, dos grandi.

Conclusion : vous sentir plus tonique dans votre corps va contribuer à faire remonter votre moral. Vous pouvez être fière de mettre en place quelques changements ou nouvelles actions. Cela aussi contribue à faire remonter votre moral.

Très important, gardez toujours en tête : vous suivez la technique du petit pas. Vous pouvez être fière de chaque petit pas !

3. Votre alimentation

C'est le socle, la base en naturopathie. Ayez en tête : VOUS ÊTES CE QUE VOUS MANGEZ.

Vous n'aviez peut-être jamais pris conscience de cela auparavant. La plupart des gens ne réfléchissent pas aux processus qui suivent leurs repas. On parle de digestion mais concrètement les aliments que nous avons choisi d'ingérer vont devenir notre corps, vont nourrir et aider nos cellules à fonctionner. Donc nous sommes ce que nous mangeons. Cela fait réfléchir, n'est-ce pas ?

À partir de cette prise de conscience, nous réfléchissons à 2 fois avant d'ingérer le premier aliment qui nous passe sous la main !

Voici les principales familles d'aliments dont votre corps a besoin au quotidien, pour obtenir tous les nutriments nécessaires pour récupérer puis vous sentir en forme :

- des légumes à foison et de saison, crus et cuits
- des fruits
- des protéines tous les midis
- des oléagineux et huiles de première pression à froid (olive, colza et/ou noix).

Nous verrons l'alimentation plus en détail un peu plus loin.

6. Faire une seule chose à la fois

« Oui j'ai tendance à toujours faire au moins 2 choses à la fois. »

Je sais je viens de vous proposer de faire quelques exercices pour vous re-tonifier à faire en simultané de la préparation du repas ! C'est pour commencer, pour vous aider à vous y remettre. Mais dès que l'habitude sera prise, vous ferez ces exercices durant les moments de « pause » (si si il y en aura) en vous focalisant uniquement sur votre respiration, durant l'exercice. Vous serez donc pleinement à ce que vous serez en train de faire. Aparté terminé, j'entre donc maintenant dans le vif du sujet « faire une seule chose à la fois ».

« Les légumes cuisent, je passe un coup d'aspirateur rapide dans la pièce de vie, la lessive se termine donc je vais aller étendre le linge et en même temps je joue à un jeu de devinette avec ma fille. » Prendre le temps pour chaque action vous permettra de les accomplir en étant plus détendue.

« Si je ne fais qu'une seule chose à la fois, je n'arriverai pas à tout faire ! », me répondez-vous. Dites-vous donc : ok, je peux abandonner certaines tâches qui ne sont pas réellement importantes ni indispensables et repousser les tâches non-urgentes. Par exemple, je me focalise totalement sur les devinettes de ma fille et la lessive attendra 5-10 minutes pour être étendue.

Ou encore, j'abandonne le projet de confectionner moi-même le déguisement de carnaval de mon fils et de ne mettre des dessins animés qu'un jour sur 2. C'est un temps qui me permet aussi de me reposer nerveusement donc pour l'instant j'accepte de leur mettre tous les jours pendant la préparation du repas, avec une durée limitée que je leur annonce avant, pour éviter toute crise.

Et je repousse au moins de 2 semaines de laver les vitres et d'un mois de trier les dessins des enfants. En attendant je fais une belle pile ou sac ou carton pour chaque enfant pour y placer leurs créations.

7. Re-découvrir les temps avec les enfants

Un jeu de 15min, c'est l'enfant qui le choisit. Vous êtes pleinement dans l'ici et maintenant. Tout le reste attend, et oui, tant pis.

Arrêtez-vous. Prenez une profonde inspiration, dites-vous que vous êtes heureuse de passer un temps avec votre enfant, rien que pour lui. Si vous n'étiez pas aussi fatiguée, cela vous paraîtrait évident. Focalisez-vous sur les sensations que vous aimeriez ressentir, pour les aider à émerger : joie, bonheur, satisfaction, détente, plaisir, ...

Concernant les moments avec les enfants, vous serez davantage présente avec eux sur le moment. Ils ont besoin de peu de temps durant lequel vous jouez réellement avec eux. Par contre soyez pleinement dans l'instant ! Vous verrez ils le sentent tout de suite. Eux comme vous, vous vous sentirez d'autant mieux après ce moment.

Créez aussi l'opportunité d'un instant avec chacun séparément. Ils en ont besoin. Et vous aussi. Vous créerez ainsi une véritable relation, sincère et authentique, avec chacun d'eux.

8. Se retrouver soi, ce qu'on aime faire, ...

Recherchez ce que vous aimiez faire avant de vous sentir aussi fatiguée. Et dès que vous en avez l'occasion pratiquez cette activité, même peu de temps. Puis quand vous aurez un peu plus d'énergie, créez ces occasions à l'avance, organisez avec vos proches un ou plusieurs moments dans la semaine réservés pour vous : pour garantir que vous aurez ce temps pour vous, rien que pour vous.

Aviez-vous des passions ? des passe-temps ? des moments-plaisirs ?

Cochez ce qui vous ferait du bien, ou si rien ne vous attire ce qui vous faisait du bien :

- o *un sport / des sports :* ....
  ....
- o *une activité artistique : peindre, dessiner, poterie,*
  ....
- o *cuisiner*
- o *coudre*
- o *jardiner*
- o *voir des amis*
- o *se faire masser*
- o *écouter / jouer de la musique*
- o *chanter*
- o *danser*
- o *lire*
- o *aller au musée / concert /...*
- o *méditer*
- o *faire des étirements*
- o *autres :* ....

9. Retrouver plaisir et rire

Vous vous sentez fatiguée, épuisée et vous n'avez pas en-vie de prendre du plaisir ou de rire. Il n'est pas simple de retrouver le plaisir et même arriver à rire lorsqu'on est épuisée. Rappelez-vous de moments où vous avez ri, pris un fou-rire, vu un spectacle d'un humoriste.

Faites appel en vous, à un ancrage de bien-être, lié au rire. Cela vous préparera et vous donnera envie de revivre un moment du même style.

Acceptez de vous détacher de votre état physique et mental dans lequel vous vivez en ce moment et ces derniers temps. Vous avez besoin de changer d'état d'esprit. Cela passe avant toute chose par ACCEPTER ce changement, puis LE VOULOIR, puis vous allez vous sentir de plus en plus encline à sourire, à apprécier les moments en cours, à prendre du plaisir, et à rire.

Faites des activités, voyez des voisins, des amis, même si vous êtes épuisée. Une fois par week-end, une heure ou deux pour commencer. Vous verrez, cela va vous redonner de l'énergie.

Cela vous demande un peu d'énergie au départ mais ensuite cela vous en redonne davantage. Ce sont des sources « faciles » de moments de plaisir.

Les moments de plaisir avec votre conjoint sont très importants eux aussi. Vous avez besoin de votre complicité d'autrefois, de votre proximité charnelle, de la possibilité de vous laisser aller à l'autre.

10. Prendre soin de soi : Naturo-pathie et Cie

Des conseils faciles, rapides et efficaces ! ☺

Étirements

Quand on pense « étirements » généralement on pense « raideur » voire « douleur ». Et pourtant quelques étirements réguliers nous font un bien énorme ! Testez !

Étirement en étoile dans votre lit au réveil, bras et jambes écartés, si vous n'avez pas sauter d'un bon pour vous occuper d'un enfant bien sûr ! Inspirez. Puis expirez tranquillement, lentement.

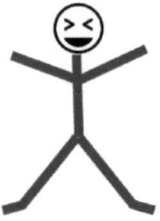

Dos rond : le matin dans votre lit, ou plus tard dans la journée revenez sur votre lit. Allongée sur le dos, repliez les genoux contre votre poitrine, nuque détendue, tête soit dans l'axe des genoux soit posée sur le matelas.

Inspirez, expirez tranquillement. Pensez à tout ce que vous aimez dans votre vie, tout ce pour quoi vous pouvez avoir de la gratitude. Sentez que votre dos se détend doucement.

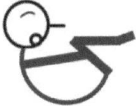

Étirement en torsion : allongée sur le dos, bras écartés de part et d'autre. Repliez un genou contre votre poitrine, tenez-le avec vos mains, inspirez, expirez. Laissez-le poursuivre son chemin vers son côté opposé. La main opposée peut le maintenir en position s'il ne touche pas le matelas. Les 2 épaules restent plaquées au matelas. Inspirez, expirez au moins 5 fois en vous détendant. Lâcher-prise.

Dans une inspiration, le genou revient sur la poitrine puis la jambe se rallonge comme en position initiale.

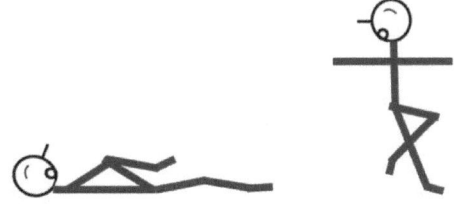

Le 2ᵉᵐᵉ genou prend le relais pour en faire de même : tout d'abord replié contre la poitrine, puis qui chemine vers son côté opposé.

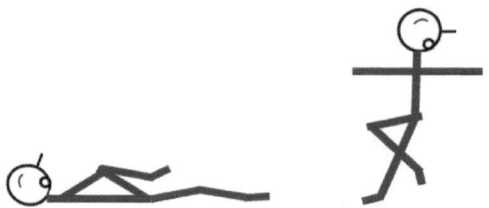

Pour les plus souples, le bas de jambe se déplie, du côté opposé. Le talon vient dans la paume de la main, si possible genou et pied en légères torsion vers l'extérieur (comme en 1ᵉʳᵉ position en danse classique). Les épaules doivent bien rester plaquées au matelas.

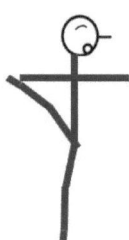

Yoga

Pas besoin d'être un professionnel des cours de yoga pour pouvoir pratiquer quelques postures chez soi. Les postures les plus simples sont efficaces et vous offrent déjà l'accès à une sensation d'apaisement, même si cela ne dure que 5 minutes. C'est un début.

Appréciez chaque instant de ce moment à venir. Appréciez les sensations dans votre corps (le bienfait au-delà de la tension ou de la raideur. Concentrez-vous sur le souffle qui entre par vos narines, passe dans votre gorge, dans votre trachée exactement, emplie vos poumons puis oxygène tout votre corps.

La Vache et le Chat : à quatre pattes au sol, vos épaules pile à l'aplomb de vos mains, vos hanches à l'aplomb de vos genoux, faites dos creux en inspirant regard vers le ciel, puis dos rond en expirant regard vers votre nombril.

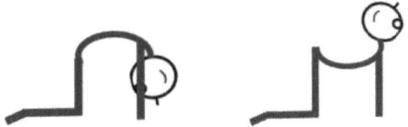

Le Chien tête en bas : pieds et mains au sol, ischions pointés au ciel, nuque et tête dans l'axe de votre colonne vertébrale, de vos épaules et de vos bras. Inspirez, expirez. Si besoin les genoux peuvent être légèrement fléchis, pour que le dos puisse être bien étiré du crâne jusqu'au coccyx.

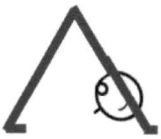

La Salutation au soleil : suivez un tuto sur internet ou les postures ci-dessous. Il est important que la respiration soit coordonnée à chaque posture. Globalement tout ce qui ouvre votre cage thoracique vous fait inspirer et tout ce qui la comprime vous fait expirer. C'est naturel

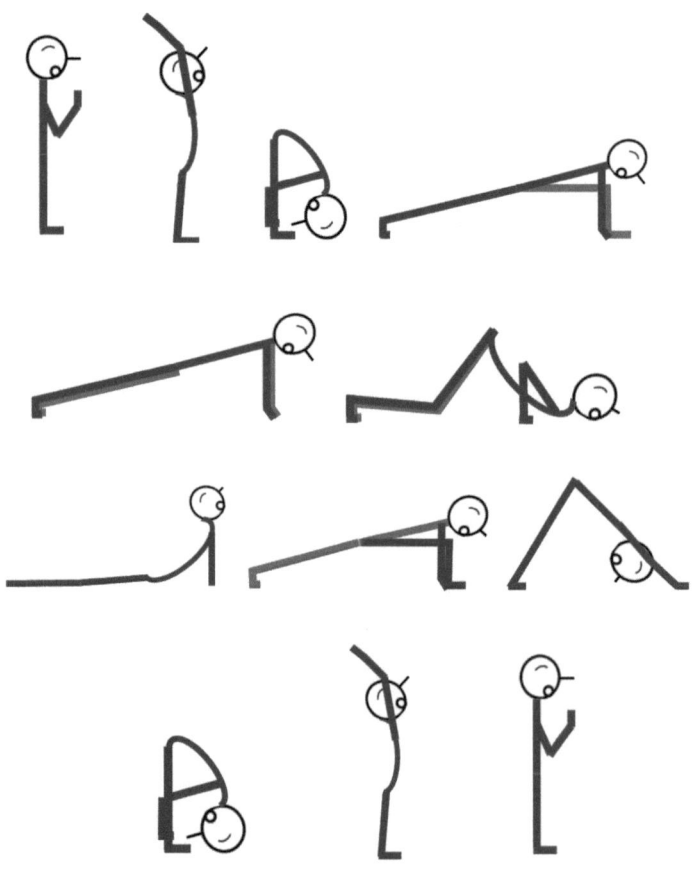

Respiration

Vous comprenez, par les exemples d'étirements et de yoga, que la respiration joue un rôle essentiel dans votre détente et dans votre équilibre général. Elle apporte de l'oxygène à chacune de vos cellules ! Associée au glucose, ils sont le carburant de notre cerveau et de nos muscles.

Le fait de nous focaliser sur notre façon de respirer et l'influencer va nous permettre de nous apaiser lors d'un stress intense, d'insomnie, de colère, …

Pensez-y ! Elle est primordiale avec le sommeil. Ces 2 fonctions de notre corps sont à la base de notre équilibre général.

La cohérence cardiaque (en version simple) :
Pour vous relaxer, inspirez pendant 5 secondes puis expirez pendant 5 secondes. L'idéal est de faire cela 60 fois d'affilées, soit 5 minutes, 3 fois dans votre journée pour atteindre un état d'équilibre de cohérence cardiaque. Les bienfaits sont multiples, à tous les niveaux.

La respiration en carré :
Vous avez besoin de vous apaiser ? Voici une méthode simple.

Inspiration 5 temps, on garde l'air 5 temps, puis on expire 5 temps, on reste à vide 5 temps. On recommence ainsi 10 fois minimum.

L'expiration longue :

On peut ressentir le besoin d'expirer plus longuement que notre durée d'inspiration. L'expiration permet d'évacuer les tensions, les toxines, l'excès de CO_2, l'acidité de notre organisme, les idées noires, la rumination, les tensions internes, etc... Dans ce cas, focalisez-vous davantage sur votre expiration que sur votre inspiration. Elle peut tout à fait durer 2 fois plus longtemps. Allez jusqu'au bout du bout, jusqu'à votre maximum expiratoire. Puis reprenez de l'air sans bruit, tranquillement, paisiblement, sereinement.

La respiration par narine :

Si vous vous sentez tendue, l'esprit hyper-actif, si vous n'arrivez pas à dormir : inspirez et expirez par votre narine GAUCHE. Bouchez la droite en appuyant dessus avec votre pouce. Cela stimulera votre système para-sympathique, partie de votre système nerveux autonome qui ralentit la fréquence de vos battements cardiaques, contrôle la relaxation, l'endormissement, le sommeil et la digestion.

Si au contraire vous devez vous concentrer, vous stimuler : inspirez et expirez par votre narine DROITE. Cela stimulera votre système ortho-sympathique, partie de votre système nerveux autonome qui permet l'attention, la concentration, la mise en mouvement, l'action et le stress par l'accélération de la fréquence cardiaque et respiratoire.

Danse

Choisissez une musique qui vous inspire, lente ou dynamique, peu importe, l'important est qu'elle vous parle ! Commencez par quelques petits mouvements d'échauffement : enroulez le dos puis dérouler vertèbre par vertèbre (plusieurs fois), faites tourner vos chevilles vers l'intérieur puis vers l'extérieur, puis votre nuque tout doucement dans un sens puis dans l'autre, quelques 8 horizontaux avec vos hanches et enfin des ronds d'épaules puis de bras. Sautillez d'un pied sur l'autre en laissant tout bouger : les bras, les hanches, …

Et maintenant : montez le volume et laissez-vous aller à DANSER ! D'abord « petit » puis dansez de plus en plus « grand » jusqu'au bout de vos doigts, de vos pieds, de votre tête, et même au-delà. Et RESPIREZ !

Personne ne vous regarde, aucune gêne à avoir, vous êtes totalement LIBRE. Votre corps bouge sans même que vous réfléchissiez.

Laissez sortir les émotions qui émergent : criez, pleurez, riez, si vous en avez besoin. Surtout ne les laissez pas coincées à l'intérieur.

Vous pouvez être fière de vous.

Respirez profondément, calmement.

Ne vous jugez pas. L'objectif n'est pas que votre danse soit belle, mais que vous respiriez, que vous bougiez, que vous preniez du plaisir.

Pensez à occuper tous l'espace, à vous déplacer : par des pas, en marchant en rythme, en courant (autour de votre canapé ou de votre table à manger), en sautant, en tournant, …

Pensez aussi à danser au sol. TOUT EST POSSIBLE.

Si vous manquez d'idées, marquez le rythme avec vos pieds, puis faites des essais en rajoutant des mouvements avec vos bras, vos hanches, …

Vous pouvez remettre le même morceau plusieurs fois d'affilées ou en changer. Profitez-en : c'est VOTRE MOMENT.

Plus souvent vous danserez et plus durables seront les effets.

Musique

La mélodie et le rythme ont une capacité extraordinaire : vous transporter ailleurs, changer radicalement en un instant votre état interne.

Écoutez aussi souvent que possible des musiques qui vous font vous sentir bien, qui vous donne le sourire.

Fuyez celles qui vous font vous sentir mal.

Certaines études ont mis en avant l'impact bénéfique de la musique sur les plantes mais aussi sur les humains ! Elle modifierait notre rythme cardiaque, nos sécrétions comme la dopamine, la sérotonine, notre perception de la douleur, notre endormissement puis la qualité de notre sommeil.

Des études ont démontré que selon les musiques écoutées nos réactions changent. Elles peuvent renforcer le lien social, limiter la violence, améliorer nos capacités de concentration, de mémorisation et nos performances physiques.

La musique a donc un impact direct sur notre cerveau. Prenez-en conscience et utilisez la musique comme une aide supplémentaire, pour votre moral et retrouver de l'énergie.

De temps en temps, écoutez des musiques qui vous permettent d'évacuer vos émotions (tristesse, peurs, colère). Ce n'est pas grave si elles vous font pleurer ou crier. On dit dans ce cas que la musique joue un rôle d'exutoire. Simplement, essayez d'être seule à ce moment-là, chez vous, dans votre voiture, dans la nature, chez vous, … Il est primordial d'avoir des moments pour vous connecter à votre intimité.

Chant

Chantez ! Oui chantez même si vous ne connaissez pas les paroles, chantez la mélodie d'une chanson qui vous porte ou vous transporte. Le chant vous fait respirer sans que vous ayez à y penser. Il fait sortir un souffle qui vient de vos tripes. Chaque mélodie fait appel à certaines émotions.

Chantez en y mettant tout votre cœur. Vous verrez qu'en 3 minutes, cela vous procure la même détente qu'une séance de sport ou qu'un massage. À renouveler aussi souvent que vous le souhaitez.

Quelle(s) activité(s) je DÉCIDE et m'engage à pratiquer 5 - 10 min plusieurs fois chaque semaine ?

- Étirements
- Yoga
- Respiration
- Danse
- Musique
- Chant
- ....

Naturopathie

Pour ceux qui ne connaissent pas, la naturopathie est une pratique qui vise à optimiser ou retrouver un état de forme. Elle utilise plusieurs « outils » naturels tels que l'alimentation, la phytothérapie, l'aromathérapie, les exercices respiratoires, la psychologie, …

L'Organisation Mondiale de la Santé la décrit comme : « un ensemble de méthode et de soins visant à renforcer les défenses de l'organisme par des moyens considérés comme naturels et biologiques ». Cela va même au-delà selon l'OMNES, Association professionnelle de naturopathes : « Elle défend le capital santé qui repose sur l'art de rester en bonne santé, d'être acteur de sa santé et prendre soin de soi par des moyens naturels.

La naturopathie englobe l'individu sur tous les plans de l'être parce qu'elle suppose que l'humain, dans la globalité et l'entièreté qui le caractérisent, peut s'exprimer sur différents plans : physique, énergétique, émotionnel, mental, spirituel, socioculturel et même planétaire (écologie). »

Voyons plus en détail comment la naturopathie peut aider quand on sent qu'on est en chute libre en direction d'un burn-out ou quand on se sent qu'on a déjà perdu pied.

Alimentation

Concrètement l'objectif premier est : ZÉRO carence. C'est la base. Une alimentation de qualité vous nourrira en profondeur et de façon durable.

Le 2nd objectif est que votre digestion ne vous fatigue pas, voire vous redonne de l'énergie !

Le 3ème objectif est de ne pas prendre de poids, voire en perdre un peu.

▪ *Aliments complets*

Pour ce faire, le principe-clé est de manger des aliments non-raffiné ou peu raffiné. Cela signifie **COMPLET** ou semi-complet, et donc **BIO**, sinon vous ingérez les pesticides et autres engrais chimiques en plus des nutriments.

En complet, on pense principalement aux : pain, pâtes, riz, farines, sucre.

Sinon on pense « avec la peau » donc BIO, pour un maximum de fruits et légumes, au moins ceux à la peau fine.

- **Aliments crus**

Le second principe-clé est de manger **CRU** ou peu cuit autant que possible. On a en tête les crudités classiques mais aussi : concombre cru, betterave crue, courgettes crues, chou-fleur cru, etc... Pour ce qui est des pâtes, du riz, du petit-épeautre, et autres féculents à base de céréales, une cuisson al dente permet de conserver un **Index Glycémique (IG)** peu élevé. Un IG bas nous offre une meilleure sensation de satiété, une meilleure nutrition de nos cellules et peu de sucre transformé en graisses.

Rapide explication : les féculents que nous ingérons sont digérés dans notre intestin. Ils sont décomposés en glucose (ou sucres) qui passera de notre intestin dans notre sang. L'Index Glycémique indique la vitesse à laquelle le glucose d'un aliment passe dans le sang. C'est l'insuline qui permet ensuite au glucose de passer du sang vers nos cellules. Plus communément on pourrait dire : la vitesse à laquelle l'aliment sera digéré.

- **Nutriments**

Voyons maintenant quels sont les **NUTRIMENTS** indispensables à votre forme :

Vitamines et antioxydants : fruits et légumes

Mangez-les avec la peau et frais ou crus pour qu'ils conservent toutes leurs vitamines.

Certaines vitamines sont détruites à partir de 60°C. Le mieux si vous voulez les cuire est donc de le faire à basse température.

Choisissez-les au maximum d'origine locale et de saison.

Les fruits les plus concentrés en antioxydants sont les plus colorés : myrtilles, fraises, framboises, mûres, pruneaux, prunes, oranges, cerises, cranberries, ...

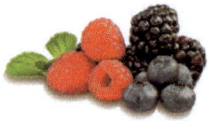

Et les légumes : brocoli, carottes, tomates, poivrons, betterave crue, cœur d'artichaut, chou rouge, oignon, ...

Pensez aussi au thé vert.

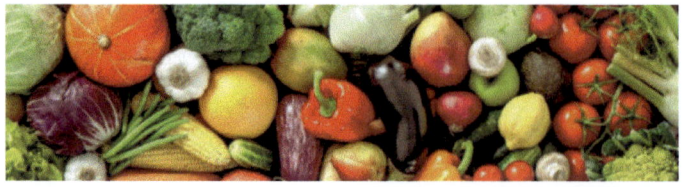

Minéraux et oligo-éléments : oléagineux, légumineuses, légumes

<u>Oléagineux</u> : amandes, noix, noisettes, noix de cajou, noix

du Brésil, de Macadamia, de Pécan, pignon de pin, …

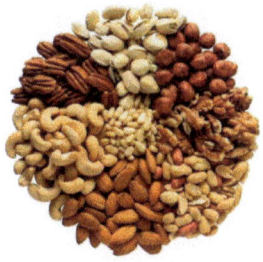

Légumineuses : lentilles vertes, corail, haricots rouges, haricotes blancs, haricots azuki, pois chiches, pois cassé, fèves, …

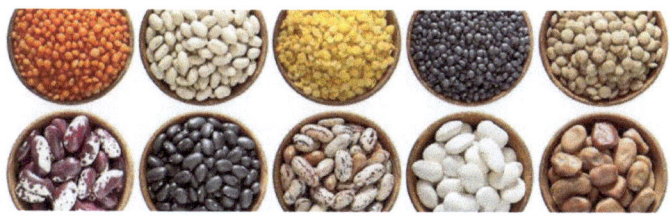

Protéines animales et végétales

D'origine animale = Viande, principalement volaille, Poisson, Œufs, Jambon blanc sans nitrite.

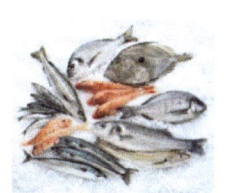

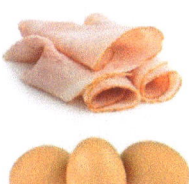

<u>D'origine végétale</u> = Amandes, Quinoa, Soja, graines de Chia (à faire gonfler dans un lait végétal ou une compote), Légumineuses associées à des céréales (lentilles + riz, ou maïs + haricots rouges, ou Houmous + pain, par exemple), Lupins, graines de Chanvre, graines de Courge, Arachides, Spiruline, …

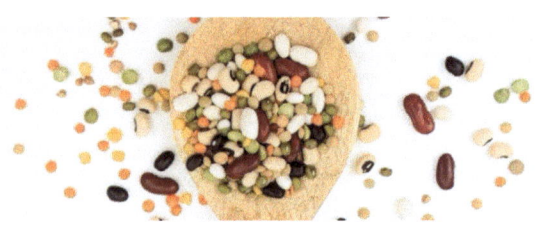

Acides gras essentiels, les fameux omégas 3 et 6
Nous mangeons principalement des acides gras mono-in-saturés, omégas 9, et des poly-insaturés omégas 6, entre autres par l'huile d'olive et de tournesol. Excellentes pour la santé, pour la cuisson ou l'assaisonnement de crudités, mais insuffisantes car elles ne contiennent pas d'acides gras poly-insaturés omégas 3.

Le beurre, le fromage et la crème apportent des acides gras saturés, dont nous avons faiblement besoin, à manger en priorité le matin.

Nous avons donc besoin de compléter notre alimentation par d'autres sources de graisses pour satisfaire nos besoins

en acides gras poly-insaturés : omégas 3 principalement. Nous allons les trouver dans l'huile de noix, de colza, de lin, de cameline, dans les noix, les graines de chia, les sardines, les maquereaux, ... nous en avons besoin tous les jours !
Vérifiez que les huiles que vous achetez sont bien de première pression à froid, pour conserver toutes leurs propriétés.

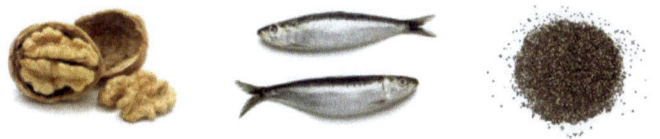

Fibres : fruits, légumes, légumineuses, céréales complètes
On pense en particulier aux pruneaux, kiwis, épinards, poireaux, ...

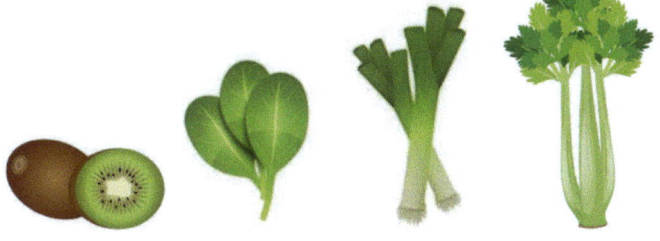

Si l'équilibre alimentaire n'est pas au rendez-vous, opter pour un complément en micronutrition peut aider pendant un temps à remonter le niveau des carences et à combler les besoins en nutriments. Demandez conseil ou consultez.

▪ *Manger aux bons moments*

Ces nutriments seront digérés plus facilement et vous procureront plus d'énergie si vous les ingérez aux **bons moments** de la journée. On évite aussi au maximum le **grignotage**. Le peu d'énergie que cela vous apportera, vous coûtera un beau pic puis une belle chute d'insuline... associée à une sensation de gros coup de pompe.

En pratique, imaginez : vous êtes votre estomac et votre intestin. Vous voyez arriver continuellement au fil de la journée des aliments à digérer. Jamais de réelle pause. Vous devez travailler, travailler, travailler... à la longue vous fatiguez. C'est le principe : votre estomac et votre intestin ont besoin de pauses idéalement 4h entre chaque repas.

Voici donc une proposition sur une **journée-type** :

Petit-déjeuner

Petit appétit :

Compote + amandes + graines de tournesol
+ banane + jus de carotte + thé vert.

Voir photo ci-dessous avec des graines germées en complément.

Plus grand appétit :

Flocons d'avoine + raisins + baies de goji
+ amandes + noix + lait d'amandes + thé vert.

Ou œuf au plat + 2 tranches pain semi-complet + purée d'amandes + jus de carotte + thé vert.

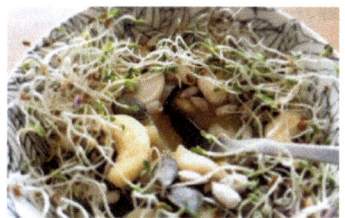

Petit déj' léger maison

Matinée

Infusion d'ortie piquante

Déjeuner

Salade verte ou légumes crus + légumes cuits + féculent + protéines.

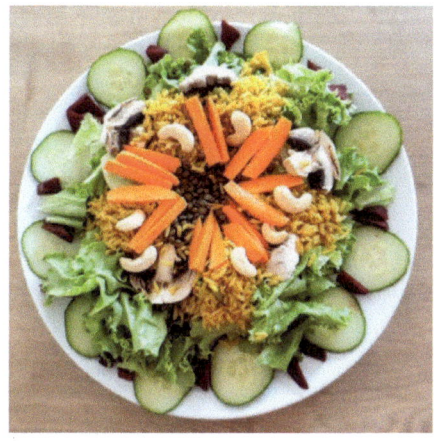

Salade végétarienne maison avec lentilles et riz

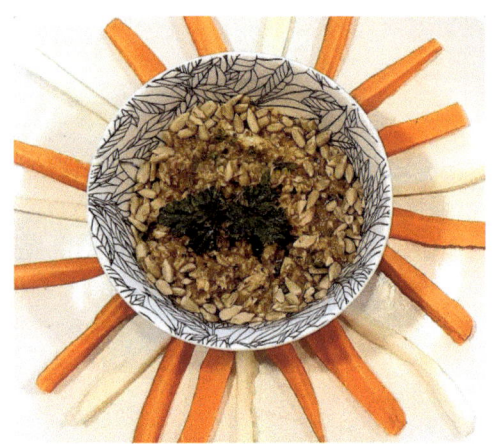

Salade végétarienne + rillettes de sardines maison

C'est-à-dire principalement : volaille, poisson, œuf, jambon de qualité.

Pour les végétaliens : quinoa, tofu, association de 2/3 riz + 1/3 lentilles, 2/3 maïs + 1/3 haricots rouges, …

Dessert optionnel : compote ou banane ou 2 biscuits ou 2 carreaux de chocolat noir

Goûter

Fruit(s) + noix et autres oléagineux.

Pas de féculents car ils relancent une longue digestion.

<u>Dîner</u>

Légumes cuits + quinoa ou lentilles ou houmous ou lupins (photo page suivante)

Dessert optionnel : + compote ou ½ banane

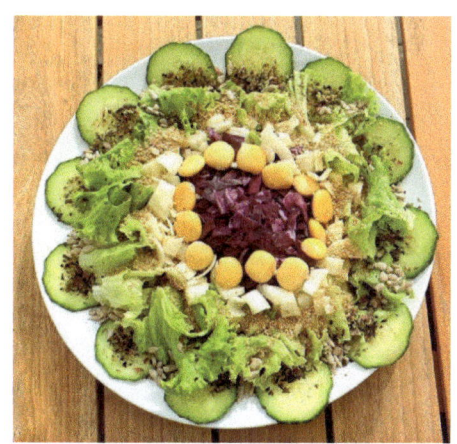

Salade végétarienne maison avec lupins

- ▪ ***Manger les bonnes associations***

Pour que votre digestion se fasse sans vous demander trop d'énergie, éviter de manger au sein d'un même repas :

Féculents

+

Tomates fraîches ou Fruits ou Yaourt.

Concrètement ces derniers se retrouveraient « coincés » pour une digestion longue avec les féculents. Ce bol alimentaire risquerait de fermenter... ce qui provoquerait des gaz, des ballonnements, des inconforts et/ou de la fatigue.

Dans la pratique, cela signifie que votre repas peut être composé de :
Viande / poisson / œuf + tomates + légumes crus ou cuits + yaourt + fruit frais
OU
Viande / poisson / œuf + légumes crus ou cuits + féculents + compote/banane/fruits secs / tarte aux fruits cuits / 2 carreaux de chocolat noir 70%

Comme il est nécessaire de manger des fruits chaque jour, pensez à les manger :
- soit 30 minutes avant un repas, de même pour les tomates (en apéritif par exemple)
- soit en milieu de matinée ou d'après-midi.

Pour la sauce tomate, faites-la cuire plus de 2h à feu doux ou ajoutez du bicarbonate de soude pour que son pH soit moins acide, et plus digeste surtout si vous la mangez avec des féculents (des pâtes par exemple).

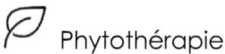 Phytothérapie

De nombreuses plantes peuvent soutenir ou renforcer l'organisme, avant, pendant et après une phase d'épuisement.

Les plantes peuvent être prises sous différentes formes : infusion, décoction, extrait fluide glycériné, teinture-mère, extrait aqueux, extrait sec (gélules ou comprimés). La partie utilisée pour chaque plante est standard. Une particularité au sein de la phytothérapie : les extraits alcooliques de bourgeons, appelés « gemmothérapie ». Ils s'emploient à distance des repas, au moins 15 minutes avant ou 1 heure après. On dit que le bourgeon contient déjà en lui-même tout le potentiel de la future plante. Ce serait un trésor de la nature en termes d'énergie, de vitamines, minéraux, etc. Pensez toujours à vérifier la provenance et procédés utilisés pour préparer la plante : obligatoirement plante Bio ou sauvage, non-congelée, aux normes françaises ou européennes autant que possible, et une préparation sans utilisation de solvant ni de température élevée. Ensuite comparez la concentration de chaque plante entre les marques. Choisissez la plus concentrée.

De nombreuses plantes peuvent vous soutenir lors d'une période d'épuisement parental. En voici quelques-unes.

Plantes adaptogènes : Rhodiola, Éleuthérocoque, Schisandra, Ashwaganda.

Ce sont des plantes particulièrement adaptées aux périodes de stress, tension, pression, anxiété, manque de sommeil, ou quand on tire sur la corde. Elles évitent de prendre du café pour tenir et de tirer encore un peu plus sur la corde. Donc quand on sent qu'on ne peut plus se passer de café, c'est que l'on commence à en devenir dépendant : il est temps de passer aux plantes adaptogènes !

Plus concrètement elles permettent d'améliorer la résistance de l'organisme aux stress. C'est-à-dire de se sentir plus en forme, avec davantage d'énergie, mais sans en demander plus à notre système nerveux... ce que fait le café, mais aussi le thé noir. Elles permettent à l'organisme d'augmenter sa résistance au stress ou à un effort physique intense.

Les sportifs ont souvent recours à cette famille de plante en phase intensive de préparation à une compétition, durant la compétition puis en récupération. Cela montre bien leur intérêt ! Attention pour les sportifs, renseignez-vous plus en détail car certaines, selon le dosage pris, peuvent indiquer un dopage positif lors d'un contrôle.

La Rhodiola est la plus répandue. Elle aide en cas de trouble émotionnel, de l'humeur, baisse de moral, anxiété, fatigue. Vous la trouverez facilement.

À prendre principalement sous forme de gélules ou d'extrait fluide, le matin jusqu'à 13h maximum, vues ses propriétés stimulantes.

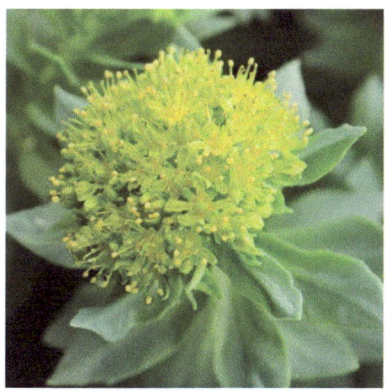

Rhodiola rosea

N'hésitez pas à demander conseil à un naturopathe ou conseiller en magasin Bio, pharmacie ou en parapharmacie. Ces plantes ne doivent pas être prises en période de grossesse ou d'allaitement.

Plantes apaisantes du système nerveux : Tilleul, Passiflore, Valériane, Camomille romaine, …

Elles apaisent et soutiennent le système nerveux. Dès qu'il y a surmenage peu importe le domaine (professionnel ou personnel, sur-sollicitation des capacités de concentration, de mémorisation, difficultés d'endormissement, insomnies, tensions internes, anxiété, angoisses. Si en parallèle de ce type de troubles votre intestin fait des siennes, visez la Gentiane jaune. Elle a la propriété d'apaiser les 2 tableaux.

Si vous ressentez uniquement de l'anxiété, des angoisses, des craintes par rapport à l'avenir, mais sans surmenage, l'Escholtzia ou Pavot de Californie pourra suffire et visera directement cet état.

Plantes revitalisantes reminéralisantes globales : spiruline, ortie feuille, sève de bouleau et aubier de tilleul.

Elles renforcent l'organisme lorsqu'il est sur-sollicité et nourrit les cellules en profondeur.

La Spiruline, micro-organisme d'eau douce, sera à privilégier lors d'une alimentation n'apportant pas des protéines quotidiennement. Elle est aussi très intéressante lors de vos règles, et d'autant plus si elles sont abondantes, car elle est source de Fer.

Par ailleurs elle apporte aussi : vitamine A, B12, oméga 6, minéraux, oligo-éléments, antioxydants, enzymes, …

Vous comprenez mieux pourquoi on en parle tant !

Les feuilles de l'Ortie piquante vont être très intéressantes. Cette plante de nos régions françaises est une perle à elle seule : antianémique, concentrée en minéraux, oligo-éléments, nombreuses vitamines, etc pour soutenir tout notre organisme en cas de fatigue. Elle a même un effet tonique. Elle renforce aussi notre peau, nos os, articulations, tendons, ligaments, cheveux, ongles. À ne pas sous-estimer !

Quant à la sève de bouleau fraîche et l'Aubier de tilleul, ils seront plus saisonniers. Le premier entre février et avril selon la région, et le second à prendre en octobre et novembre. Ils sont très concentrés en minéraux et oligo-éléments mais ils vont aussi avoir une action détoxifiante douce. Ils seront donc très appropriés pour des personnes ayant fait de nombreux écarts alimentaires ou ayant pris des traitements.

Plantes qui soutiennent l'équilibre nerveux et le moral : le safran, la Griffonia, le Millepertuis, la Rhodiola, le Figuier en gemmothérapie (bourgeons), …

Elles sont incontournables quand le moral fait le yoyo ou est en net baisse. Elles n'impliquent pas les effets secondaires connus des antidépresseurs de synthèse. Elles sont tout de même à prendre de manière quotidienne durant au moins 1 mois et à arrêter en réduisant la posologie sur les derniers jours ou la dernière semaine.

Le Safran, très connu en cuisine, est particulièrement intéressant sous forme de capsules pour les périodes ou le moral baisse en parallèle d'un sommeil aléatoire et éventuellement d'une prise de poids. Il aidera l'organisme sur ces 3 aspects. Ils convient à de très nombreuses personnes et nécessitant moins de précaution que ses amis Griffonia ou Millepertuis.

Éviter le Millepertuis si vous prenez la pilule ou si vous vous exposez au soleil.

L'idéal est d'être conseillée est accompagnée pour ce type de plante.

Autres remèdes naturels pour nourrir le système nerveux :

La Gelée royale : fabriquée par les abeilles pour leur reine. Encore un trésor de minéraux, oligo-éléments, etc. Un classique indispensable, à prendre par plusieurs cures lors d'épuisement psychologique. Visez un apiculteur proche de chez vous, et fuyez celle qui vient de l'autre bout du monde (car elle aura été congelée).

Le Plasma marin Isotonique : pour ses minéraux et oligo-éléments. Généralement 2 ampoules / jour pendant au moins 1 mois, à renouveler. Soyez vigilantes : prenez bien le plasma marin Isotonique, et pas l'hypertonique, en période d'épuisement ou même de simple fatigue.

L'argile verte : pour ses minéraux et oligo-éléments. Elle régule un transit trop rapide. À boire en cure durant 9 jour : 1 cuillère à soupe en bois ou autre (pas en métal) dans ½ verre d'eau le soir. Laissez décanter puis le matin buvez à distance des repas, uniquement l'eau. Chaque jour buvez un petit peu d'argile aussi, en augmentant la quantité progressivement jusqu'à boire tout le verre.

Vous pouvez suivre plusieurs cures les unes après les autres. Si vous souhaitez prendre plusieurs plantes simultanément pour viser plusieurs objectifs, cela est possible mais il faut absolument vérifier les contre-indications de chacune. Si vous suivez déjà un traitement, demandez conseil auprès d'un médecin, pharmacien ou thérapeute.

L'état d'esprit en naturopathie n'est pas de prendre des plantes de la même manière que des médicaments mais plutôt de comprendre de quoi votre organisme a besoin : qu'est-ce qui lui manque, à la base, pour son bien fonctionner ?

Par exemple :

Vous pouvez alterner des cures : d'1 mois de Gelée royale puis de Plasma marin isotonique, durant 6 mois. Et compléter avec les exemples ci-dessous :

➢ Fatigue de surmenage physique et psychologique :
La Rhodiola à elle seule peut suffire.

➢ Trouble de l'endormissement + profonde fatigue physique : Tilleul + feuilles d'Ortie piquante.

➢ Épuisement + manque de protéine + moral bas + anxiété : Spiruline + Safran + Escholtzia.

Dans tous les cas, demandez conseils en magasin ou auprès d'un praticien de santé naturopathe. Vous serez rassurés sur les compléments alimentaires que vous envisagez de prendre, mais aussi soutenue dans votre démarche.

Olfacto-thérapie

Les huiles essentielles sont principalement connues pour leur utilisation en mélanges, en aromathérapie. Ici l'idée est de vous inciter à les utiliser par voie olfactive :

- en diffusion dans une pièce lorsque personne n'y est.

- à respirer directement en passant le flacon doucement sous les narines quelques secondes.

- en application de 2 gouttes sur les poignets à respirer ensuite.

- éventuellement vous pouvez aussi en mettre 2-3 gouttes sur votre taie d'oreiller (attention aux tâches).

Apaiser, relaxer :
Huiles Essentielles d'orange douce, HE de mandarine rouge

Apaiser, relaxer et rassurer :
Huiles Essentielles de lavande, HE de Petitgrain bigarade

Apaiser, faire baisser le niveau de pression, si pré-burnout, mais pas si le burnout ou si un gros craquage a eu lieu :
Huile Essentielle de marjolaine à coquille. Uniquement à respirer au-dessus du flacon s'il y a un bébé dans la pièce ou en période d'allaitement ou de grossesse.

Précaution à prendre : bien se laver les mains tout de suite après chaque manipulation, ne surtout pas toucher ses yeux ou muqueuses juste après l'utilisation. Ne pas appliquer sur bébé.

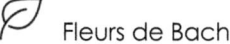 Fleurs de Bach

Ces fleurs ont été étudiées par le Dr Bach en Angleterre dans les années 30. Cueillies en suivant un protocole particulier et avec recueillement, elles sont ensuite infusées dans de l'eau au soleil, puis conservées généralement avec du cognac. Elles ont pour effet de nous aider à transformer les états émotionnels ancrés en nous ou nos schémas de fonctionnement émotionnels, qu'ils soient en lien direct avec une période de notre vie ou constants, intégrés dans notre personnalité.

Elles peuvent être prises directement sous la langue (mais fortes : 30% d'alcool environ) ou dans un petit fond de verre d'eau à garder sous la langue une minute ou 2 avant de les avaler. Comme l'homéopathie, il est important, pour qu'elles agissent, de les prendre à distance des repas. C'est à dire au minimum 15 minutes avant ou 1 heure après avoir mangé.
Elles existent aussi sans alcool, avec sirop d'érable en général et certaines en petits comprimés ou granules à sucer.

En voici quelques-unes, fréquentes lors d'une période d'épuisement parental. Prenez-en maximum 2 à la fois. Essayez autant que possible de ressentir ce qui se passe au fond de vous et donc qu'elle est celle qui correspond le plus à cet état-là.

Si vous hésitez entre plusieurs, choisissez celle qui vous semble la plus évidente. Ou sinon écrivez ce à quoi correspond chacune sur des petits papiers distincts et essayez de les mettre dans l'ordre : qu'est-ce qui entraîne quoi ? Quelle émotion entraîne quelle autre émotion ? Quelle émotion est à l'origine de quelle autre émotion ?

Par exemple, un état irritable peut avoir comme origine de la colère face à la situation. Et cette colère finalement vient d'une tristesse face au fait que l'on se sente débordée physiquement. Donc on pourrait commencer soit par la fleur de la Colère si c'est celle-là qui nous a semblé évidente au départ. Soit celle du surmenage physique car les autres émotions semblent en découler directement.

Prenez 3 gouttes 2 fois / jour, par exemple au réveil, si vous pouvez faire d'autres choses pendant 15 min avant de petit-déjeuner, et au coucher. Sinon en milieu de matinée et milieu d'après-midi. Durant 3 semaines environ. Si vous y pensez, vous pouvez prendre 3 gouttes supplémentaires une 3ème fois dans votre journée.

Commencez par cocher celle(s) qui vous parle le plus, puis classez-les.

o Surmenage physique et/ou intellectuel = Olive

o Surmenage et sentiment de devoir ou fidélité = Oak

o Sensation d'être comme une cocotte-minute, prête à exploser à tout instant = Cherry-plum

o Colère, agressivité, jalousie = Holly

o Colère, aigreur, face à une sensation d'injustice, se sent victime = Willow

o Peur de tout = Aspen

o Peurs précises = Mimulus

o Soucis en excès pour ses proches, dépendance affective, difficulté de séparation = Red chestnut

o Perte de confiance en soi = Larch

o Perte de confiance en soi et impression qu'on doit gravir une montagne inatteignable = Elm

o Pour trouver l'autorité juste, ni trop ni trop peu = Vine

o Lassitude du quotidien = Hornbeam

o Nostalgie d'une époque passée = Honeysuckle

o Vie sans plaisir, comme « endormie », survie = Wild rose

- Souffrance cachée sous un masque souriant, tendance aux addictions = Agrimony
- Tristesse, mélancolie = Mustard
- Déprime, dépression, baisse de moral, … = Gentian
- Solitude avec épuisement psychologique et désespoir face à une situation qui semble sans issue = Sweet chestnut
- Désespoir profond, ténèbres = Gorse

- Difficulté d'adaptation aux changements = Walnut

....

....

....

....

....

....

....

....

....

....

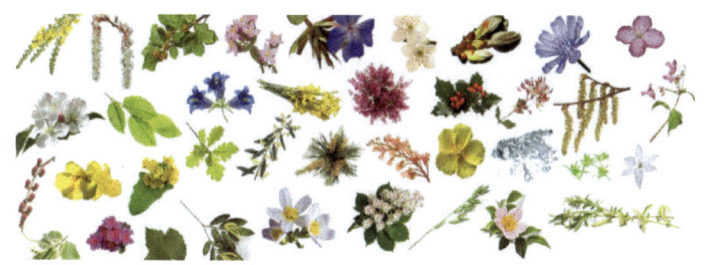

En ponctuel ou sur 4-5 jours, s'il y a panique, sur-stress, que vous vous sentez envahie par trop d'émotions = RESCUE ou Remède d'urgence ou d'Assistance. 3 gouttes plusieurs fois / jours (se référer au flacon).

Si vos émotions sont trop entremêlées, que vous vous retrouvez avec plus de 2 fleurs, c'est que vous avez besoin d'un regard extérieur, objectif : consultez un naturopathe ou conseiller en Fleurs de Bach, en précisant bien que vous souhaitez n'en cibler qu'une ou deux. Peu de thérapeutes travaillent ainsi.

Quelques idées :

Appréciez chaque instant de calme, de silence, de repos, de pause.

Appréciez chaque rire d'enfant, chaque sourire, chaque câlin, chaque geste tendre, de votre conjoint notamment.

Réjouissez-vous de chaque progrès, de chaque apprentissage de votre enfant, et des vôtres !

Soyez attentif à tous ces petits « riens » … qui font pourtant le chemin de la remontée.
À chaque émotion qui vous envahit ou pompe votre énergie, prenez une profonde inspiration et sentez cet air apaisant se répandre en vous, dans chaque méandre, dans chaque cellule. Vos muscles se décrispent, vos tensions se détendent.

Tableau récapitulatif Naturopathie

Agir sur / par	Phytothérapie...	Micronutrition	Fleurs de Bach	Alimentation
Irritabilité	Safran Griffonia Passiflore	Magnésium, plasma marin isotonique, Vitamines du groupe B	Si colère : Holly Si impression de sur-pression : Cherry plum Si traumatismes (physiques ou psychologiques) : Star of Bethleem	Banane Volaille Endives Oléagineux

Agir sur / Par	Phytothérapie...	Micronutrition	Fleurs de Bach	Alimentation
Moral en yoyo **Début de dépres-** **sion**	Safran Griffonia Schisandra	Oméga 3, Vitamines du groupe B	Si désespoir, sans issue, solitude : Sweet chestnut Si découragement : Gentian Si désespoir profond : Gorse	Moutarde Piment Épices Sardines. Maque- reaux Huile de noix ou colza Graines de Chia (gonflées dans une compote ou un « lait » végétal) Oléagineux

Agir sur / Par	Phytothérapie...	Micronutrition	Fleurs de Bach	Alimentation
Anxiété	Escholtzia Passiflore Valériane Schisandra	Magnésium, plasma marin isotonique, Vitamines du groupe B	Si peurs précises : Mimulus Si peurs imprécises : Aspen Si manque de confiance en soi : Larch Si impression de devoir gravir une montagne immense : Elm	Banane Volaille, Œuf, Légumes verts Oléagineux

Agir sur / Par	Phytothérapie...	Micronutrition	Fleurs de Bach	Alimentation
Troubles du sommeil	Tilleul Passiflore Coquelicot	Magnésium, plasma marin isotonique, Vitamines du groupe B	Si cogitation : White chestnut	Volaille, Œuf, Oléagineux Légumes verts Banane
Fatigue installée (convalescence, post burn-out)	Eleuthérocoque Rhodiola Schisandra Spiruline Ortie piquante Gelée royale	Vitamine C acérola, Multi-vitamines et minéraux	Si surmenage physique et psychique : Olive. Si surmenage avec sentiment de devoir, fidélité : Oak. Si désir de perfection ou culpabilité : Pine.	Graines germées Légumes colorés Baies de Goji

Agir sur / Par	Phytothérapie...	Micronutrition	Fleurs de Bach	Alimentation
Fatigue installée (convalescence, post burn-out) suite			Si lassitude du quotidien : Hornbeam Si vie sans plaisir : Wild rose	
Troubles digestifs	Si transit rapide : Argile Si transit lent : Aloe vera Psyllium Chicorée	Probiotiques (L-glutamine : à voir avec un thérapeute)	De nombreuses fleurs peuvent être en lien. Référez-vous au paragraphe sur les fleurs ci-dessus.	Si transit rapide : Légumes cuits Jus de carottes lactofermenté Banane

Agir sur / Par	Phytothérapie...	Micronutrition	Fleurs de Bach	Alimentation
Troubles digestifs suite	Si transit aléatoire et gaz : Gentiane jaune Charbon végétal			Si transit lent : Épinards Légumes crus Pruneaux Figues Si gaz : Fenouil cru Cardamome Anis étoilé

Je parle ici de troubles digestifs car tout notre organisme y est lié. L'estomac, le foie et l'intestin sont les grands organes du système digestif. On s'intéressera principalement ici à notre intestin. Il est composé de l'intestin grêle et du gros intestin ou côlon. Il joue 3 grands rôles :

- Digestif
- Nerveux
- Immunitaire

Digestif, on le sait bien mais c'est lui qui termine la décomposition de notre bol alimentaire, qui assimile les derniers nutriments intéressants et de l'eau.

Nerveux car il contient à peu près autant de neurones que le cerveau d'un chien : autant dire qu'il est intelligent ! Et il permet la sécrétion de neurotransmetteurs (dopamine et sérotonine entre autres) qui nous équilibrent au niveau psychologique, sommeil, humeur, moral, mise en action, sérénité, mémorisation, …

Et **Immunitaire** car une partie de notre immunité se crée dans notre intestin. L'intestin est au centre de nombreuses interactions en nous tous les jours.

Donc si votre alimentation est déséquilibrée, elle peut par conséquent déséquilibrer votre équilibre nerveux et immunitaire.

De même si vous êtes souvent malade, cela signifie peut-être que votre intestin est « fatigué ».

Ou si vous avez tendance à ne pas avoir le moral, votre intestin a peut-être besoin d'attention de votre part et d'avoir un coup de pouce.

Donc vous comprenez qu'il est fréquent que l'intestin fasse des siennes à un moment ou un autre dans votre vie.

Schéma des relations entre Intestin – système nerveux – système immunitaire

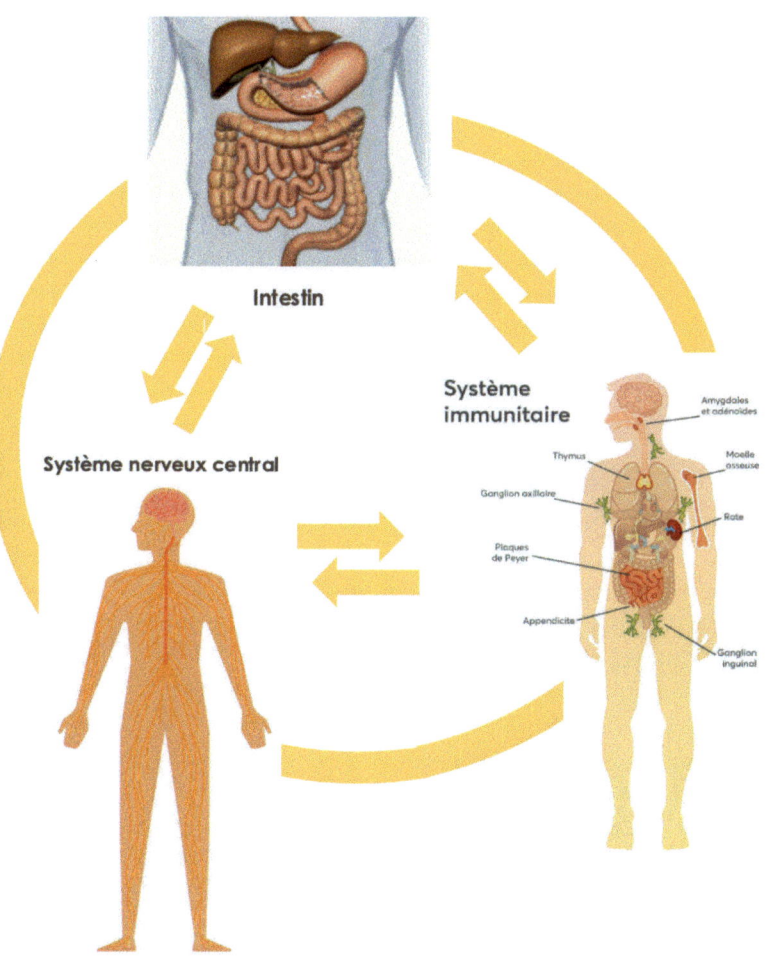

Schéma Charlotte Ingelbach

CHAPITRE 4

Le bonheur est à
votre portée

1. Commencer votre journée par la Gratitude

Oui même si cela est difficile, totalement en désaccord avec votre état au réveil, même si cela sonne faux en vous au départ. Essayez volontairement de ressentir tout de même cette sensation qu'est la gratitude. Pour cela, fermez les yeux et recherchez dans votre passé un jour où vous l'avez ressenti, rappelez-vous un évènement ou un instant de bonheur qui vous a fait vous dire en vous-même « MERCI ».

Exercice de Do-in « Réveil du visage »

Au minimum commencez par :

- frotter vos paumes de mains l'une contre l'autre

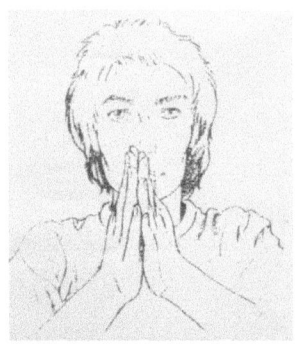

- poser ensuite quelques secondes vos paumes sur vos yeux fermés

- « nettoyer » votre front latéralement : chaque main, en alternance, doigts serrés, « essuie » votre front de gauche à droite puis de droite à gauche. 9 fois minimum.

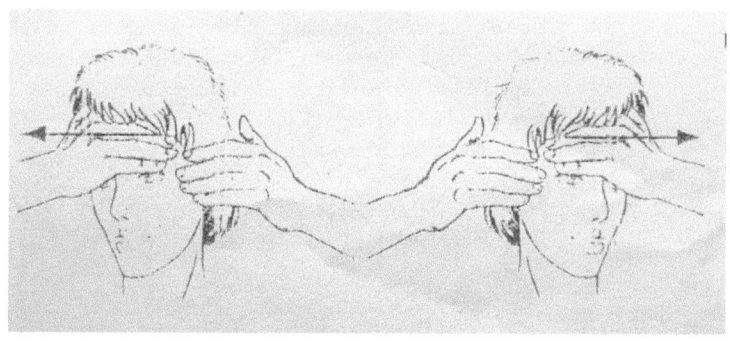

- de même sur vos yeux fermés

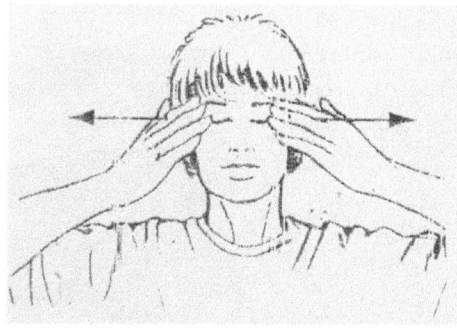

- de même sur votre bouche

- tendez votre index et majeur de chaque main pour former un V. Frottez de bas en haut devant et derrière vos oreilles.

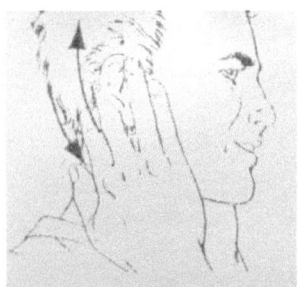

- un index au-dessus et l'autre en-dessous de la bouche, les autres doigts tendus ou pliés : frottez simultanément, chaque main va dans un sens opposé, de gauche à droite et de droite à gauche.

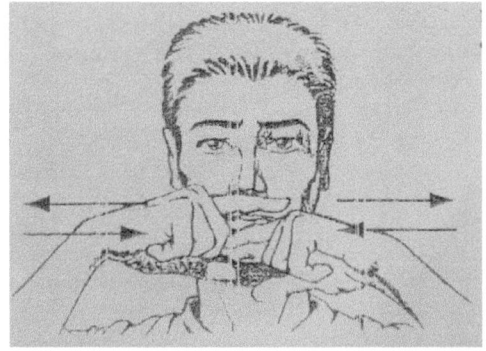

- vos majeurs se placent dans le creux externe de vos narines, remontent le long du nez, jusqu'en haut du front, puis redescendent sur vos tempes, joues, jusqu'à votre menton et là passent par les commissures des lèvres et reviennent à leur point de départ. 9 fois. Dernière fois, vous terminez à votre menton.

- profonde inspiration yeux fermés, profonde expiration yeux ouverts, souriez.

- Bonus : mains en poings, arrondissez votre dos et frottez de chaque côté de votre colonne dans le haut de vos lombaires, juste sous vos côtes.

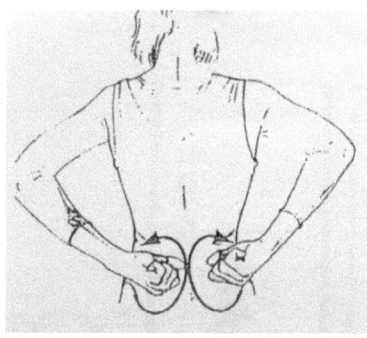

Bravo ! Ça y est : vous avez boosté votre énergie pour démarrer la journée !

Exercice du sourire

Ce n'est pas réellement un exercice en soi, mais simplement le fait de sourire à chaque instant. Un médecin Indien, Dr Jha, m'a enseigné que le sourire est le premier pas vers l'apaisement et le bonheur. Une des phrases qu'il répète à ses élèves et à ses patients est : « Il vous arrive quelque chose de difficile ? Souriez. Il vous arrive quelque chose de désagréable ? Souriez ».

Le sourire permet de détendre certaines zones du visage qui restent souvent tendues (front, sourcils, yeux, lèvres, mâchoires). Le sourire ré-ouvre votre visage. Il vous apporte l'apaisement intérieur. Il ouvre vos yeux à la joie et à la beauté de la vie.

Votre fille prend le jeu que votre fils venait tout juste de prendre pour jouer. Il la tape en retour et crie pour lui signifier son mécontentement. Première réaction : « Que se passe-t-il encore ?! » ... Nouvelle réaction : j'inspire profondément et j'expire lentement, je souris, je me dis en moi-même : « ce sont des jeux d'enfants, des disputes que nous oublierons, sans importance, alors ne leur donnons pas plus d'importance que ce qu'elles méritent. Mes enfants se construisent, apprennent à se défendre, à vivre leurs émotions, à s'exprimer. Ils découvrent la sociabilité, le partage et la cohabitation. J'aime qu'ils apprennent tout cela, j'aime les aider à grandir, alors allons-y ! ». Je dis, sans ar-rière-pensée, sans râlage, sans ton accusateur, ouverte à la compréhension de leurs émotions : « Les enfants, que se passe-t-il ? ».

2. Étirements

Zéro pression : je parle ici de quelques étirements dans votre lit, si vous ne sautez pas d'un bond pour aller voir les enfants. C'est aussi possible une fois debout « attend mon chéri, regarde maman s'étire. Tu veux faire pareil ? Tu vas voir c'est super agréable ! Et ainsi on démarre une bonne journée ! ».

Les étirements vont décristalliser vos muscles, vos articula-tions, votre dos… et vos pensées ! Respirez tout en vous éti-rant, c'est ce qui permet le relâchement des tensions et la circulation de l'Énergie (Médecine Traditionnelle Chinoise).

Exercice « réveil du corps »

Debout, pieds écartés largeur des hanches, fermez vos yeux. Frottez vos mains l'une contre l'autre devant votre cœur. En expirant, visualisez des racines pousser sous vos pieds jusqu'au centre de la Terre. En inspirant, imaginez l'énergie du cœur de la Terre remonter par ces racines et vous envahir tout doucement, agréablement, des pieds jusqu'au sommet de votre crâne. Vous êtes remplie d'énergie. Vous irradiez de lumière.

Maintenant vos majeurs se placent dans le creux externe de vos narines, remontent le long du nez, jusqu'en haut du front, sur votre crâne, puis redescendent par l'arrière, mains entières. Elles poursuivent sur les côtés de votre poitrine, bas du dos, hanches, arrière de vos jambes, dessus des pieds, puis remontent par la face interne de vos jambes, se rejoignent sur une ligne centrale sur votre ventre jusqu'à votre cœur, cou, menton, commissures des lèvres et reviennent à leur point de départ.

9 fois. Dernière fois, vous terminez au sommet de votre crâne : vos bras se déploient vers le Ciel et s'ouvrent tel un soleil.

Vous vous sentez plus énergiques et votre corps est étiré et réveillé, prêt pour entamer la journée.

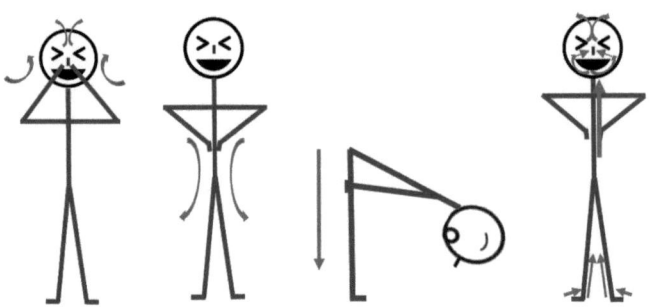

Respirer …

… l'air du matin par la fenêtre, mettez-vous en résonnance de la nature et de votre environnement.

Dites uniquement des **mots positifs** ou compliments « bonjour », « quelle belle journée », « comment allez-vous ce matin mes chéris ? » …

Réjouissez-vous de chaque **petit bonheur**, de chaque instant magique, de l'apaisement que vos enfants dégagent lorsqu'ils dorment.

3. Questionnez-vous

Soyez honnête avec vous-même. Soyez humble.

Quelle est la vie que vous voulez ?

....

....

....

....

....

....

Quels sont vos véritables besoins ?

....

....

....

....

....

....

Qu'est-ce qui compte le plus en cet instant ? pour vous aider à faire des choix.

....

....

....

....

....

....

Focalisez-vous sur l'amour que vous ressentez ou avez ressenti, pour tout :

- Dans votre couple
- Pour vos enfants
- Dans la nature
- Par l'échange d'un sourire
- Avec des animaux
- Lors d'un évènement
- ...

Finissez votre journée par la **gratitude**. Faites le point sur les moments que vous avez appréciés.

Quelques minutes de la respiration profonde en carré, cohérence cardiaque.

(Revoir page 98, chapitre Comment en sortir)

Chaque jour est unique :

Rien n'est durable, tout est en **évolution permanente**, vos enfants aussi, vous aussi, vos relations aussi, votre couple aussi, votre travail aussi, … vos enfants grandissent chaque jour, leur rythme évolue, leur sommeil, leurs demandes, etc… vous allez pouvoir vous reposer, souffler, prendre un peu plus de temps pour vous. Gardez cela en tête c'est primordial. L'inconstance de la vie revêt maintenant pour vous un caractère positif : c'est cette inconstance qui, actuellement, vous donne l'espoir.

Focalisez-vous sur **l'amour que vous ressentez pour vos enfants** dans les moments magiques où tout roule, où ils s'entendent bien, où vous les câliner tranquillement, … L'environnement évolue mais vous aussi. N'oubliez pas : vous êtes l'actrice principale, vous pouvez choisir la vie que vous souhaitez.

4. Rassurez-vous, soyez con-fiante

Redressez-vous. Grandissez-vous. Inspirez et fermez les yeux quelques instants : projetez-vous dans une vie qui vous plairait, visualisez les détails, pour vous, votre corps, vos enfants, leurs actions, leurs réactions, votre couple. Imaginez une journée classique. Imaginez une journée extraordinaire. Il n'est pas nécessaire de vous allonger ni d'attendre le moment de calme idéal pour cet exercice, en cet instant précis, les yeux fermés, voyagez dans le temps :

Que ressentez-vous ?

Que se passe-t-il au fond de votre cœur ?

Dans votre ventre ?

Et votre respiration ?

Ancrez ces bonnes sensations. Conservez-les tel un trésor. Vous y ferez appel à chaque fois que le moral sera en chute libre, que l'envie de crier sur les enfants reviendra, que le ras-le-bol reprendra le dessus. Nourrissez-vous de ces sensations. Visualisez cela aussi souvent que vous le souhaitez. Cette vision vous portera, à l'image d'un tapis volant qui plane paisiblement et survole de hauts les difficultés.

Dans quelques années, quand vous aurez repris de l'énergie, que vous vous sentirez plus en forme, vous regarderez ce que vous avez traversé. Vous aurez oublié une partie de la fatigue, c'est normal. Lorsque le quotidien est facile, notre mémoire efface une partie des difficultés vécues. Vous vous sentirez plus légère, plus libre, plus **apaisée**. Cela va arriver, croyez-le, soyez-en persuadée.

Conclusion

L'épuisement arrive fréquemment, ce n'est pas une fatalité mais il existe de nombreux moyens naturels pour le prévenir et pour y remédier. Le reconnaître et l'accepter est déjà une étape importante. Ce livre peut vous servir de guide par les outils et techniques abordées, mais aussi par les questionnements proposés.

Nous venons de voir un certain nombre d'outils et techniques supports, mais il en existe encore d'autres. N'hésitez pas à consulter un naturopathe, psychologue, sophrologue ou tout thérapeute qui vous semble apte à vous accompagner et avec qui vous vous sentez en confiance. Appelez-le pour poser quelques questions sur sa façon de travailler et sentir quel est votre ressenti avec cette personne. Si cela est concluant, essayez une première séance, c'est le meilleur moyen pour sentir si le « feeling » passe ou non pour décider d'en chercher un autre ou de démarrer avec ce thérapeute.

Je vous invite à :

- Être vraie avec vous-même, quoi qu'il se passe,
- Vivre autant que possible chaque instant,
- Vous focaliser sur les petites choses que vous appréciez
- Et à croire en vous et en votre force vitale.

Aimez-vous, aimez vos proches, aimez votre vie, l'énergie reviendra, tout va devenir plus facile. Vous allez y arrivez !

Plan détaillé

Introduction

4. Le bonheur est à votre portée

Conclusion

Pour aller plus loin

Parentabout.be

Parentepuise.com

Relais parental, la Croix rouge française

Elsa Guillier, psychologue en Belgique

Liliane Holstein, psychanalyste région parisienne

Charlotte Ingelbach, l'auteure, naturopathe :

www.naturo-grenoble-voiron.com

www.facebook.com/NaturopatheCharlotteIngelbach

www.instagram.com/naturopathecharlotteingelbach

Sources - Bibliographie

Consultations

Patients de 2016, prénoms modifiés - 2022

Thèses

- *Les déterminants psychosociaux et culturels du burn-out maternel et des symptômes dépressifs péri-nataux*, D. Loyal, 2017
- *Le burn-out maternel, état des lieux, vécu des mères*, par R. Sanchez Rodriguez, 28 septembre 2018
- *La dette dans les rapports de générations : une transmission en changement*, M. Haicault

Ministère du travail

Le syndrome d'épuisement professionnel ou burn-out, mai 2015.

Revue Médicale

Burn-out dépression, syndrome d'adaptation et cortisol, Rémy C. Martin-Du pan, Revmed.ch, 2016.

Livres, Articles et Sites web

Santé – Burn-out – Bore-out :

La fatigue physique et émotionnelle des mères : le burnout maternel (2008), V. Guéritault, Dr en Psychologie et spécialiste du burnout professionnel

Mère épuisée (2012), S. Allénou

Le burnout parental (2014), psychologue psychanalyste L. Holstein

Le burnout maternel, comment j'en suis sortie (2015), Marie-Christine Eustache

Le burnout parental : l'éviter et s'en sortir (2017), Dr en psychologie M. Mikolajczak et I. Roskam

Futura-sciences

Asso-franceburnout.fr

Parents.fr

Naitreetgrandir.fr

Burn-outparental.com

Mamanvogue.fr

Sante.journaldesfemmes.fr

Émotions et besoins :

Accepter et vivre ses émotions, Daniel Dufour

Théorie de la « pyramide des besoins » d'Abraham Maslow

« Les 6 besoins humains » selon A. Robbins

Épigénétique :

Cairn.info

Évolution de la vie des femmes et invention de l'électroménager :
Sapiens, de Yuval Noah Harari
Femina.ch

Musique :
Cerveauetpsycho.fr
Polycliniquedeloreille.com

Sources schémas :
Intestin : passeportsante.net
Système nerveux : alloprof.qc.ca
Système immunitaire : Réseau des massothérapeutes profession-
nels du Quebec

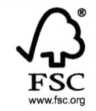